Richtig fasten

Richtig fasten für ein besseres Körpergefühl

garant

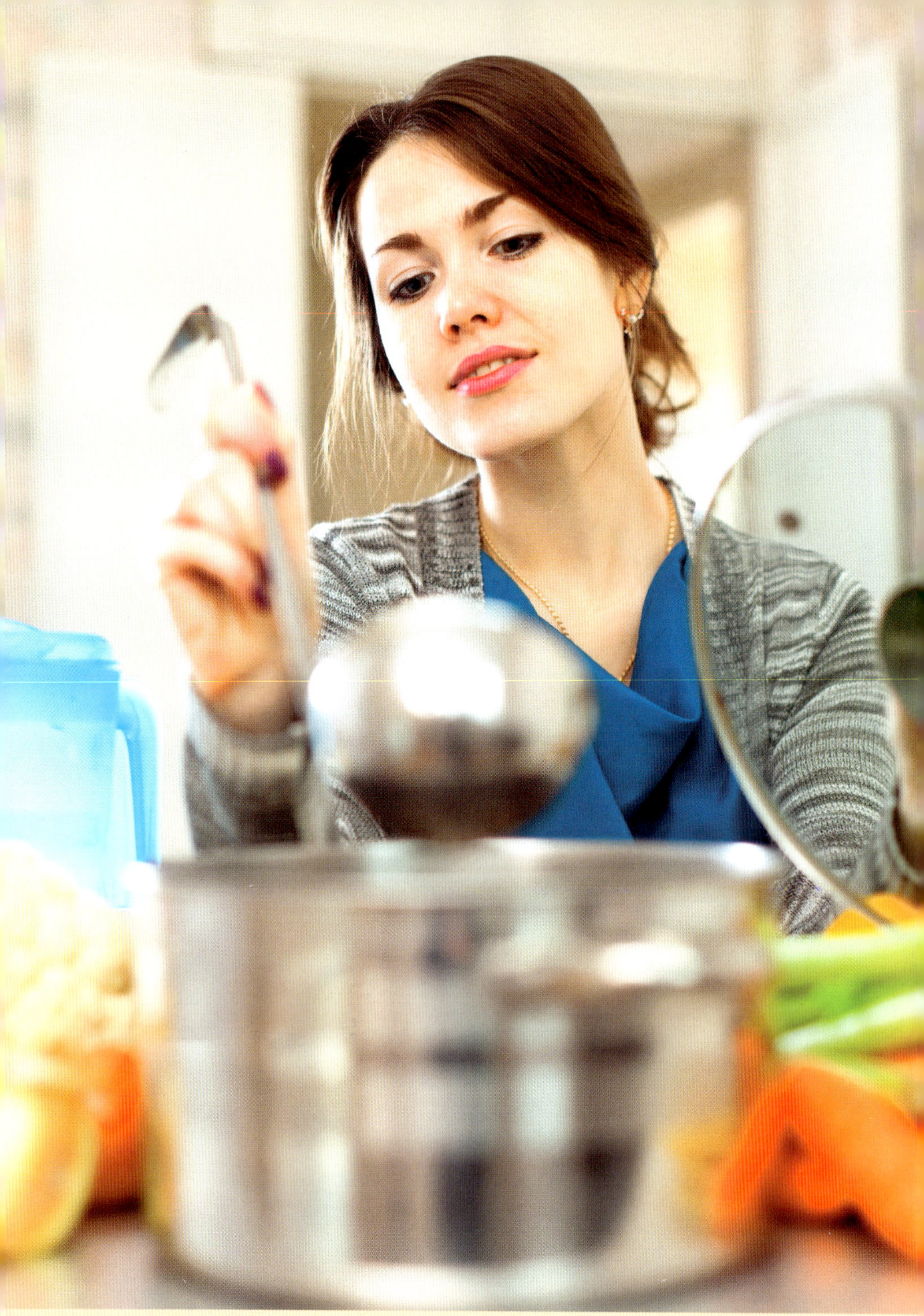

Inhalt

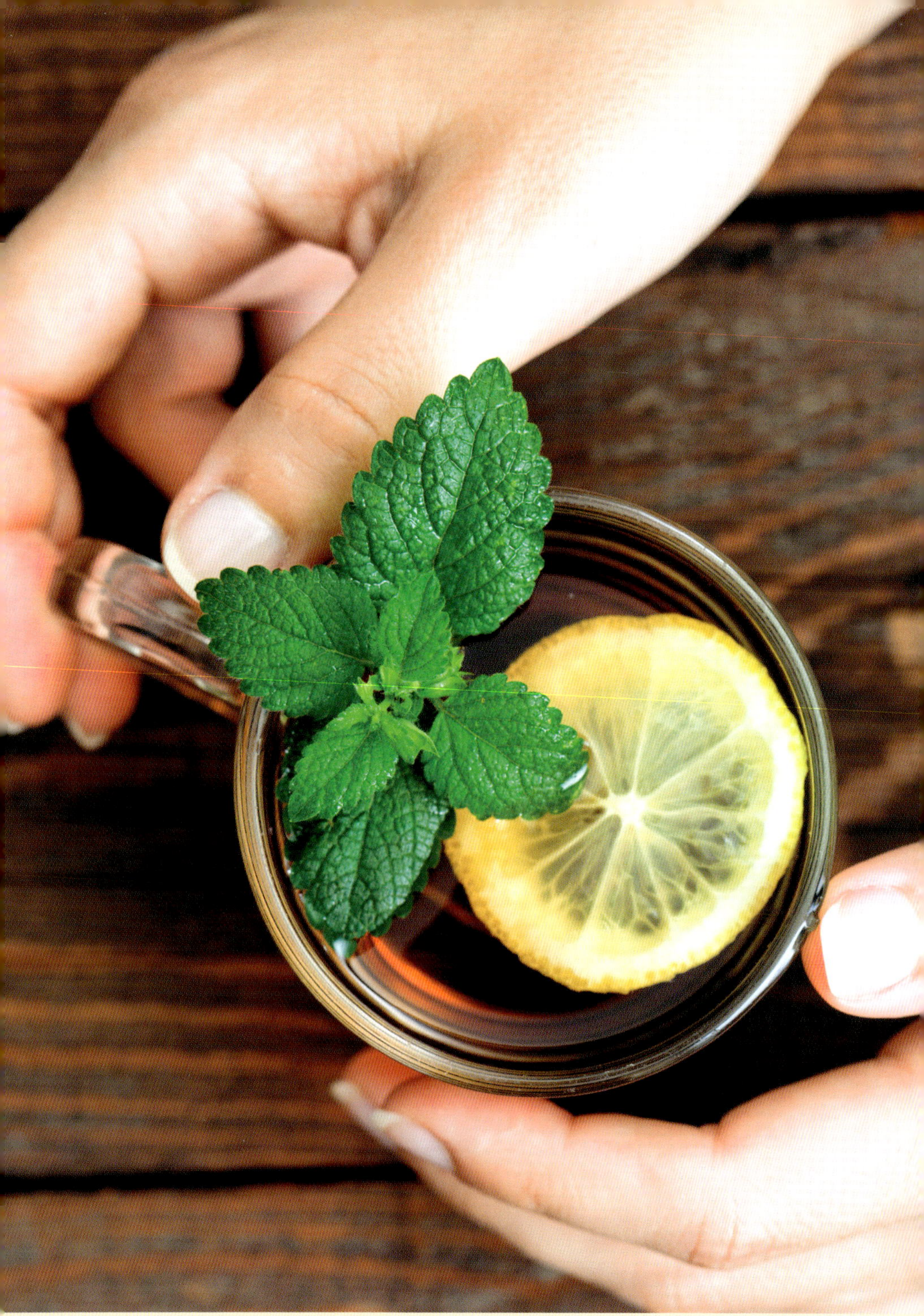

Vorwort

Immer mehr Menschen entdecken das Fasten als effiziente Methode, den eigenen Körper zu „entgiften“, wieder in Balance zu bringen und sich körperlich und geistig fit zu fühlen. Eine Fastenwoche stärkt das Bewusstsein für die tatsächlichen Bedürfnisse des eigenen Körpers und trägt, in Verbindung mit einer anschließenden Umstellung der Lebens- und Essgewohnheiten, zur Prävention von Übergewicht und zur Gesundheitsvorsorge bei.

Sie denken, Sie schaffen das nicht? Keine Sorge! Denn Fasten ist eigentlich ganz alltäglich: In der Zeit, in der Sie schlafen, nehmen Sie z. B. keine Nahrung zu sich. Sie fasten also jeden Tag – oder besser gesagt: jede Nacht! Für den Körper ist Fasten völlig normal. Es ist eine angeborene Fähigkeit aus einer Zeit, in der eine regelmäßige Nahrungsaufnahme nicht möglich war. Damit ist das Fasten so alt wie die Menschheit. Während es früher jedoch eine Folge von Nahrungsmangel war, sind die Gründe für das Fasten heute beinahe ebenso vielseitig und zahlreich wie die Methoden. Allen gemeinsam ist der Verzicht auf bzw. die eingeschränkte Aufnahme von festen Nahrungsmitteln. Dieses Buch gibt Ihnen einen Einblick in die Methoden und Möglichkeiten des Fastens und hilft Ihnen dabei, die richtige Fastenart für sich zu finden.

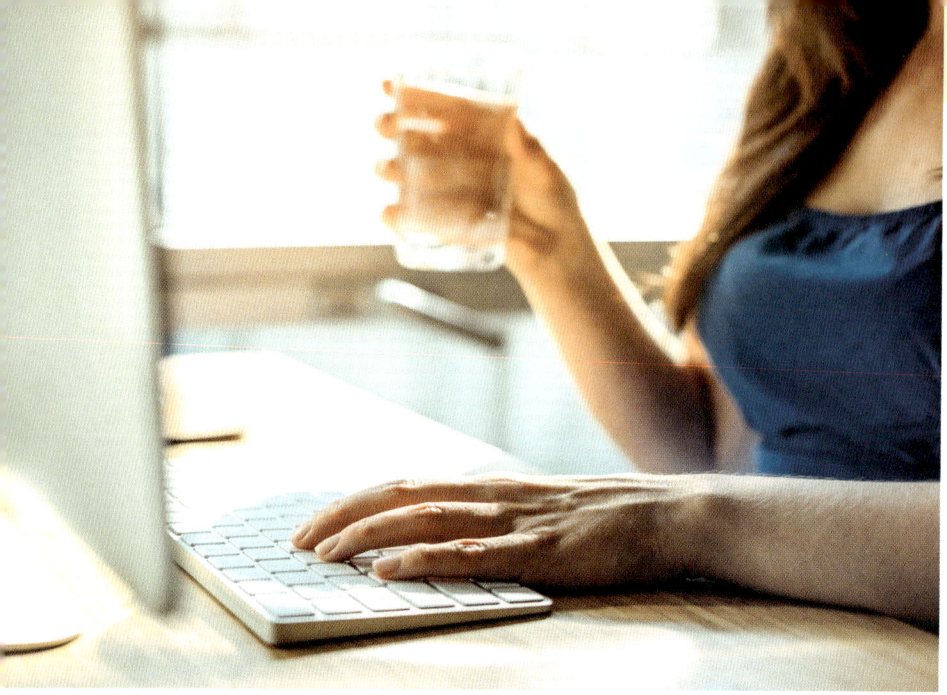

Fasten – eine Einführung

Warum fasten Menschen? Wie kommt unser Körper damit klar? Wer darf fasten und wer nicht? Und wie kann man es am besten bewerkstelligen? Diese Fragen stehen am Anfang, wenn man sich mit dem Fasten beschäftigt. Im folgenden Kapitel erhalten Sie Antworten hierauf.

Fasten als Überlebensstrategie

Ohne die Fähigkeit zu fasten gäbe es die Menschheit wohl nicht mehr – zumindest einige Völker hätten den ständigen Wechsel von nahrungsreichen und nahrungsarmen Zeiten nicht überlebt. Aus heutiger Sicht können wir uns kaum vorstellen, wie man damit zurechtkommt, nicht regelmäßig Aussicht auf Nahrung zu haben. Doch der menschliche Körper kann sich auf Notsituationen einstellen und die Fähigkeit entwickeln, über Tage, Wochen und sogar Monate ohne Nahrung auszukommen. Seinen Energiebedarf deckt der Körper dann aus gespeicherten Nährstoffen. Bei einigen Naturvölkern in Afrika und Australien beispielsweise kann man noch heute beobachten, wie wohl auch wir vor Tausenden von Jahren gelebt haben: In nahrungsreichen Zeiten legen sie durch vermehrte Nahrungsaufnahme einen „Energievorrat“ an. Diese Fett- und Eiweißdepots verbrauchen sie dann in nahrungsarmen Zeiten. Bewiesen ist, dass gesunde Menschen bei ausreichender Wasser- und Vitaminzufuhr bis zu 80 Tage ohne Nahrung auskommen können – unter Umständen sogar noch wesentlich länger. Derartige Hungerrekorde zu brechen ist allerdings nicht der Sinn des Fastens. Damit es der Gesundheit nützt, statt ihr vielmehr zu schaden, sollte es auf höchstens eine bis zwei Wochen beschränkt sein.

Die Tiere machen es uns vor

Für unsere frühen Urahnen war wochen- und sogar monatelanges Fasten ganz normal. In dieser Hinsicht unterschieden sie sich nicht von anderen Tieren. Dass dies ganz ohne Beeinträchtigung der Leistungsfähigkeit geschehen kann, zeigen daher auch einige Beispiele aus der Tierwelt. So fasten beispielsweise Lachse während ihres gesamten Weges flussaufwärts zu ihren Laichgebieten und auch noch in der Laichzeit. Und auch Hochgebirgswild ist während der kargen Wintermonate besonders aktiv. Gerade in diese jahreszeitlich bedingte Fastenzeit fällt die Brunft mit anstrengenden Kämpfen unter den Männchen und die anschließende Paarung mit den weiblichen Tieren. Zwar hat sich der Mensch heute von seinen „tierischen“ Ursprüngen entfernt, doch grundsätzlich sind auch wir zu einer zeitlich begrenzten Einschränkung der Nahrungsaufnahme fähig, ohne dass wir dabei an Leistungsfähigkeit einbüßen.

Fasten aus religiösen Gründen

In der westlichen Welt ist Fasten kaum mehr ein Ding der biologischen Notwendigkeit. Heute gibt es hierfür andere Gründe – so etwa auch religiöse. In allen großen Weltreligionen spielt das Fasten eine wesentliche Rolle. Schon Religionsstifter wie Christus, Buddha oder Mohammed nutzten es als Mittel zu innerer Einkehr und geistiger Entwicklung. Von vielen Gläubigen wird das religiöse Fasten seither als Danksagung an Gott und als Zeichen der Demut verstanden. Das religiöse Fasten kann zwischen einem Tag und mehreren Wochen dauern und wird häufig in Form von Teilfasten – also dem Verzicht auf einzelne Genussmittel – betrieben. Fasten aus religiösen Gründen ist grundsätzlich vom Fasten aus gesundheitlichen Gründen zu unterscheiden. Es geht hier nicht um eine körperliche Wirkung, sondern um die Enthaltsamkeit als solche und den damit verbundenen geistigen Prozess.

Fasten im Judentum

Das Fasten leitet Juden hin zur Offenbarung Gottes. Hier geht das Fasten auf Moses zurück, der 40 Tage und Nächte auf dem Berg Sinai wartete und dort die heilige Schrift, die Tora, empfing. Im Judentum gibt es keine Fastenzeit, sondern Fastentage. Der höchste Fastentag ist dabei der Versöhnungstag Jom Kippur, an dem man von Sonnenuntergang bis Einbruch der Nacht des folgenden Tages – insgesamt 25 Stunden – keinerlei Nahrung zu sich nimmt. Das Fasten an Jom Kippur wird von fast allen Juden praktiziert. Andere Fastentage im jüdischen Kalender begehen hingegen meist nur die orthodoxen und ultraorthodoxen Juden.

Fasten im Christentum

Das Christentum kannte ursprünglich zwei Fastenzeiten – jeweils zu den großen christlichen Festen Ostern und Weih-

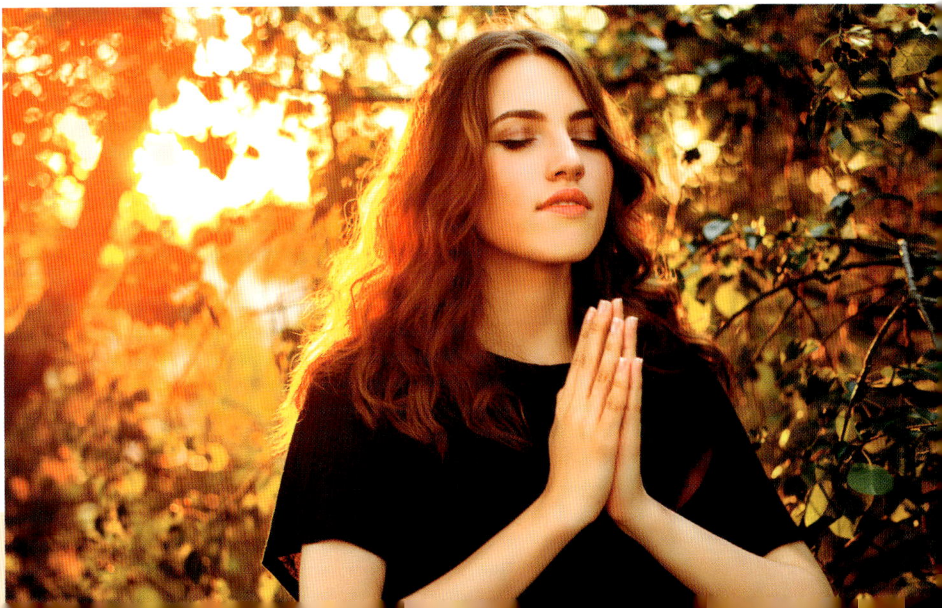

nachten. Heute ist fast ausschließlich die 40-tägige Fastenperiode von Aschermittwoch bis Karfreitag bekannt, die auf die Osterfeiertage vorbereiten soll. Sie erinnert an Jesus Christus‘ entbehrungsreichen Aufenthalt in der Wüste, wo er der Bibel nach 40 Tage und Nächte fastete, um danach der Versuchung durch den Teufel zu widerstehen. Viele Christen verzichten in diesem Zeitraum – oder an den beiden Hauptfastentagen zu Beginn und am Ende dieser Zeit – als Zeichen ihres Glaubens zumindest auf bestimmte Nahrungsmittel, auf Alkohol oder andere Genussmittel. Die Fastenzeit im Advent vom 11. November bis zum 6. Januar wurde in der Alten Kirche bis etwa ins Jahr 500 n. Chr. eingehalten und ist seither immer mehr in Vergessenheit geraten. Dagegen gibt es bis heute Formen des Teilfastens im Christentum, beispielsweise den Fleischverzicht an Freitagen.

Fasten im Islam

Das Fasten spielt im Islam eine sehr wichtige Rolle, ist es doch eine der fünf Säulen der Religion (Glaubensbekenntnis, rituelles Gebet, Almosensteuer, Fasten, Pilgerfahrt). Im neunten Monat des islamischen Mondkalenders, dem Ramadan, soll der Koran auf die Erde gekommen sein. Darin heißt es (Sure 2, Vers 185): „Der Monat Ramadan ist es, in dem der Qur‘an als Rechtleitung für die Menschen herabgesandt worden ist und als klarer Beweis der Rechtleitung und der Unterscheidung. Wer also von euch in dem Monat zugegen ist, der soll in ihm fasten. Und wer krank ist oder sich auf einer Reise befindet, soll eine Anzahl ande-

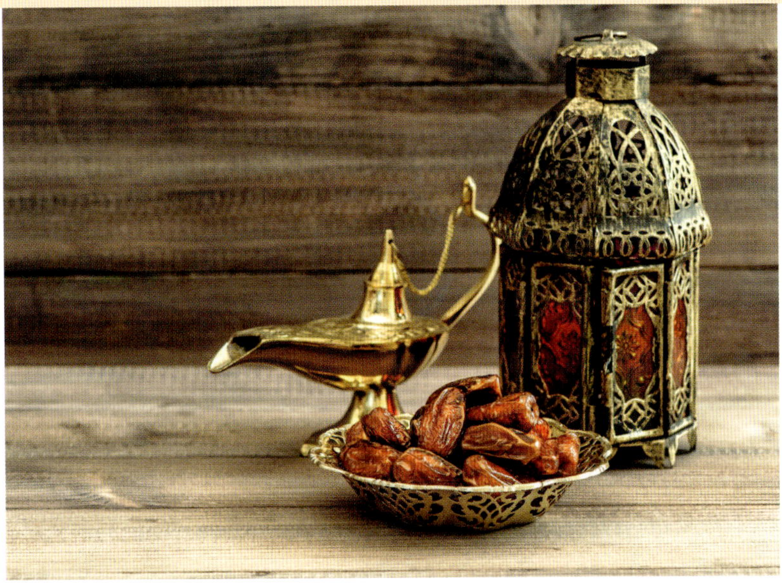

rer Tage [fasten] ...“ Gläubige muslimische Frauen, Männer, Mädchen ab 12 und Jungen ab 13 Jahren haben in dieser Zeit die Pflicht, tagsüber auf jegliche Nahrung zu verzichten. Das heißt für sie, dass sie von Sonnenaufgang bis zum Sonnenuntergang vollständig auf Speisen und Getränke verzichten. Viele Muslime brechen das Fasten täglich nach Sonnenuntergang, wie es ihr Prophet getan haben soll – mit einer Dattel und einem Glas Milch.

Fasten im Buddhismus

Eine Fastenzeit wie im Christentum oder im Islam gibt es im Buddhismus nicht. Buddha selbst führte ein Leben zwischen zwei Extremen: Als Fürstensohn lebte er im Überfluss, später in absoluter Askese. Beide Lebensweisen lehnte er in der Folge ab. Er vertrat vielmehr einen Weg der Mäßigung.

Buddhistische Mönche fasten in diesem Sinne täglich von mittags bis zum nächsten Morgen. Die meisten Anhänger des buddhistischen Glaubens tun dies am Uposatha, dem buddhistischen Äquivalent zu unserem Sonntag. Der tagelange vollständige Verzicht auf Nahrung ist im Buddhismus aus religiösen Gründen nicht üblich. Als Vorbereitung auf tiefer gehende Meditation wird die absolute Askese jedoch nach wie vor genutzt.

Fasten als geistige Reinigung

Das religiöse Fasten zeigt, dass der Verzicht auf Nahrungsaufnahme nicht nur der körperlichen, sondern auch der geistigen Reinigung dient. Durch die Umstellung von Nahrung von außen auf Energiegewinnung von innen entschlacken wir und werden leichter – auch im Kopf! Durch das Fasten gewinnen wir zudem viel Zeit – Zeit, die wir z. B. normalerweise zum Einkaufen, Zubereiten und Essen von Lebensmitteln benötigen, und in der Zeit des Fastens stattdessen beispielsweise zur Meditation nutzen können.

Wenn Sie also durch Meditation mit sich selbst ins Reine kommen wollen, ist Fasten eine gute unterstützende Methode. Die Fastenzeit ist eine Zeit der Ruhe und Entspannung, die viel Muße und Freiheit bietet. Die hierdurch gewonnene Energie können Sie als Quelle neuer Lebenskraft nutzen. Alltägliche Zwänge lenken Sie während des Fastens nicht ab und Sie erhalten die Möglichkeit, sich auf das Wesentliche im Leben zu konzentrieren. Behalten Sie dabei jedoch unbe-

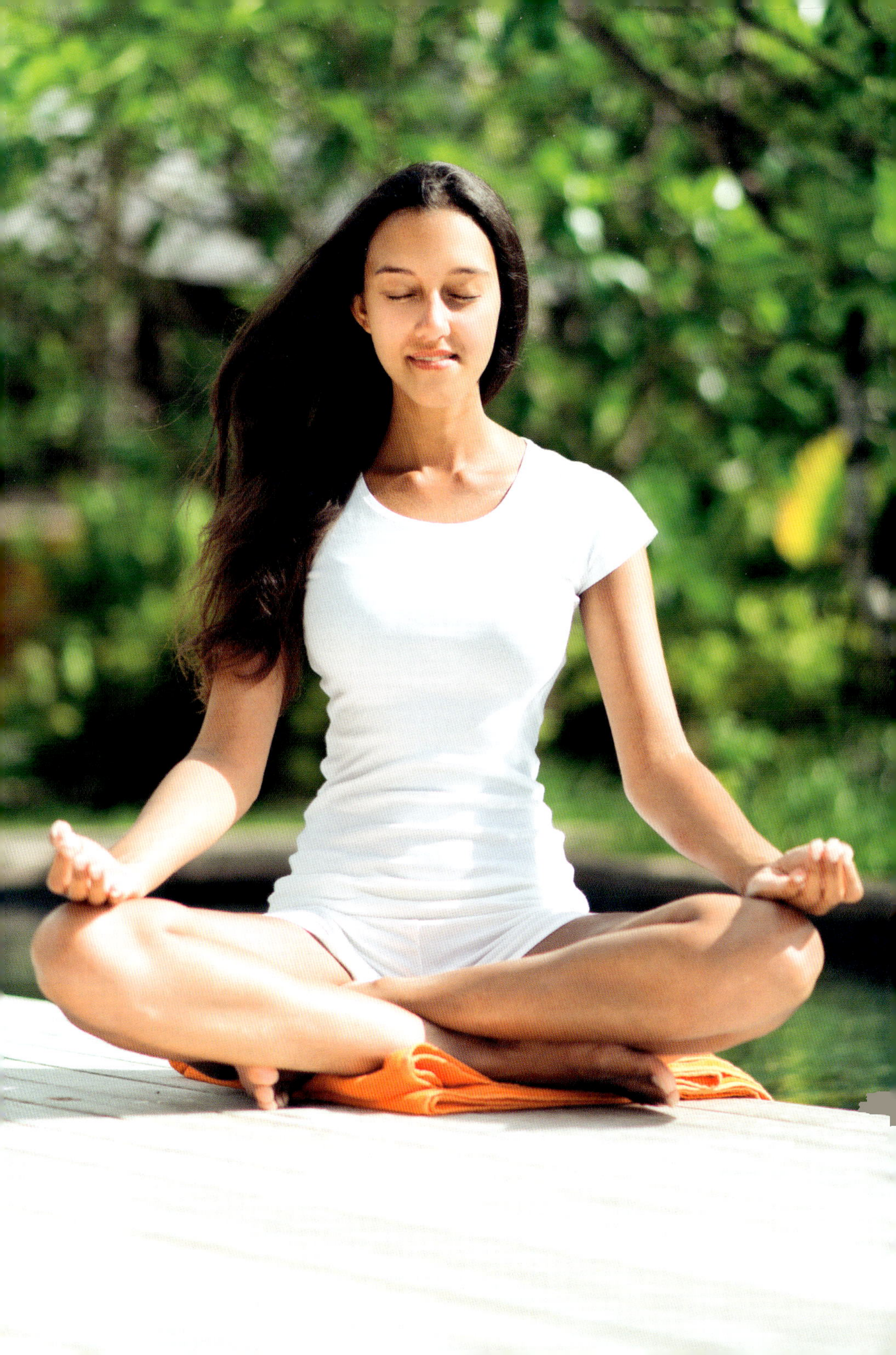

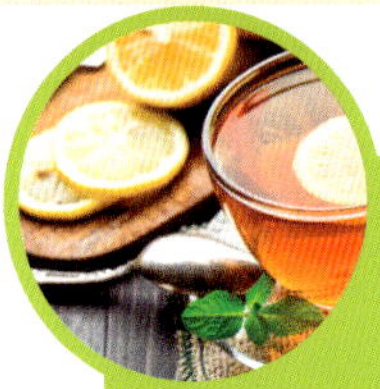

Mönche im „Winterschlaf"

In den Samadhi-Höhlen im tibetischen Teil des Himalaya leben Mönche durch Fasten und Meditation möglicherweise bis zu 160 Jahre oder sogar noch länger. Sobald ihr Sterbensprozess beginnt, fallen sie in eine Art Winterschlaf. Wie bei Tieren in der kalten Jahreszeit werden die Körperfunktionen auf ein Minimum reduziert. Damit macht sich der Körper frei vom normalen Alterungsprozess und entzieht sich den physikalischen und chemischen Gesetzen. Die Mönche in den Samadhi-Höhlen leben angeblich ohne Nahrungsaufnahme und Ausscheidungen weiter, was medizinisch belegt sein soll. Ein wenig erforschtes Mysterium hinsichtlich der Wirkungen des Fastens!

dingt das richtige Maß im Auge! Denn Hunger ist kein passender Begleiter für tiefe seelische Erfahrungen. Ganz im Gegenteil: Er macht nachgewiesenermaßen aggressiv und kann das Denken in ungewollte Bahnen lenken. Machen Sie sich deshalb bewusst, dass Fasten nicht Entbehrung oder gar Mangel bedeuten darf, sondern nur bedingten Verzicht und freiwillige Enthaltsamkeit.

Fasten für die Gesundheit

Viele Fastende verzichten aus gesundheitlichen Gründen auf Nahrung. Sie wollen durch eine Fastenkur in erster Linie ihren Körper entgiften und oft auch etwas an Gewicht abnehmen. Schließlich kann man in einer Fastenwoche bis zu fünf Kilo verlieren. Wenn Sie in den Aufbautagen jedoch nicht aufpassen und Ihre Ess- und Trinkgewohnheiten nach dem Fasten nicht entsprechend anpassen, sind diese Kilos schneller wieder zugenommen, als Sie denken. Zwar gibt es Studien, die belegen, dass fast alle Fastende nach dem Abnehmen ihr Gewicht auch langfristig halten konnten, dennoch ist Fasten zeitlich beschränkt und keine Diät. Und als solche ist es auch nicht gedacht. Betrachten Sie das Abnehmen einfach als einen angenehmen Nebeneffekt!

Entgiften und Entschlacken

Die Entgiftung in der Fastenzeit ist fühl- und sichtbar, wenn auch nicht ganz unumstritten. Schädlich ist das geregelte Fasten für den Körper jedoch in keinem Fall. Während des Nahrungsverzichts geben Sie Ihrem Darm und Ihrer Leber Zeit, sich zu reinigen und unter Umständen auch zu entgiften. Stellen Sie sich den Verzicht auf Süßigkeiten, Alkohol und fette Speisen wie einen Urlaub für Ihren Körper vor:

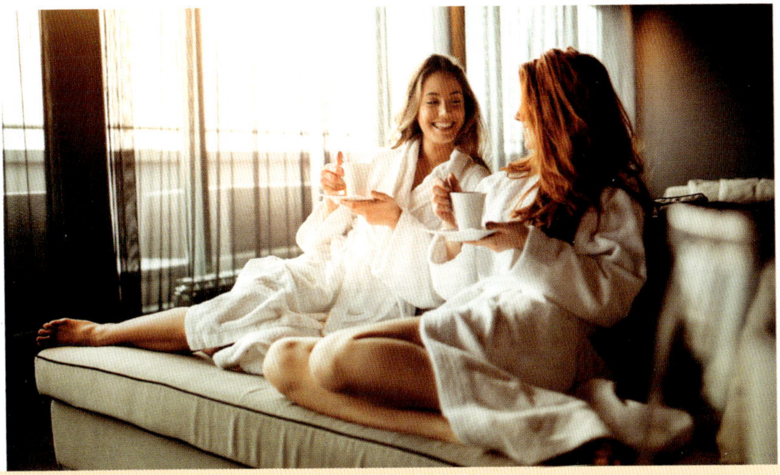

Abfallstoffe werden abgebaut, das Gewebe entschlackt und das Bindegewebe gestrafft. Auf diese Weise können durch das Fasten Alterungsprozesse aufgehalten werden – die sogenannten Anti-Aging-Effekte setzen ein. Aber Fasten kann noch viel mehr bewirken: Es ist erwiesenermaßen gesundheitsfördernd! Fastende haben im Vergleich zu Nichtfastenden die besseren Blutzuckerspiegel-, Blutfett- und Blutdruckwerte. Laut wissenschaftlichen Studien senkt Fasten zudem deutlich das Risiko von degenerativen Erkrankungen wie Arteriosklerose, Demenz und Krebs.

Was passiert beim Fasten im Körper?

Viele Menschen denken: „Fasten kann ich nicht." Sind auch Sie dieser Meinung? Dann zweifeln Sie nicht an den Fähigkeiten Ihres Körpers, denn im Prinzip fasten wir alle, und

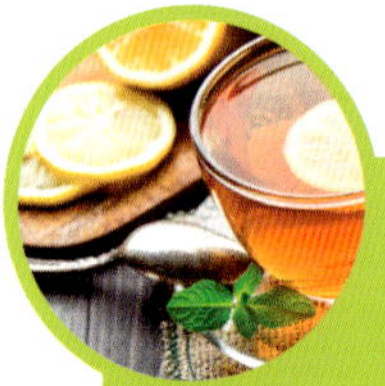

Schädliche Übersäuerung

Viele Menschen leiden massiv an Übersäuerung. Dieser Begriff bezeichnet einen unausgeglichenen Säure-Basen-Haushalt, wodurch sich im Organismus zu viele Säuren und zu wenige Basen ansammeln. Ärzte, Heilpraktiker und Naturheilkundler sehen den Grund hierfür in einer falschen Ernährung. Durch gezieltes Fasten (Basenfasten) kann der pH-Wert im Körper wieder ins natürliche Gleichgewicht gebracht werden.

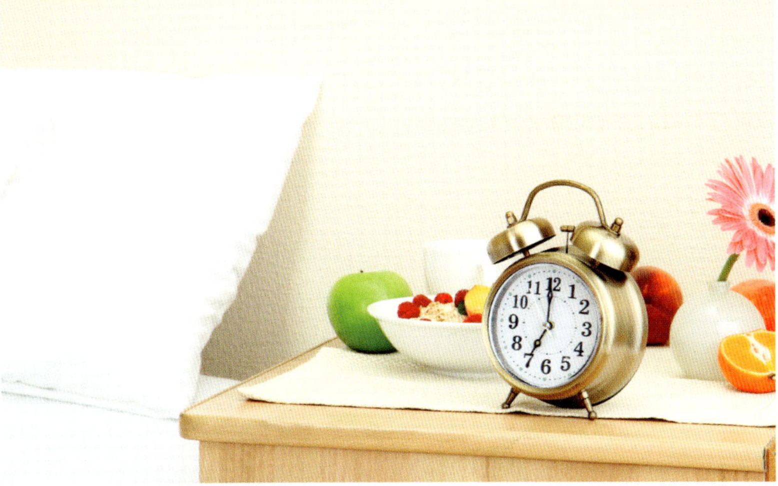

das täglich, zumindest vom Abendessen bis zum Frühstück. Im Englischen heißt das Frühstück daher auch breakfast, also „Fastenbrechen“. Wir sprechen allerdings erst von Fasten, wenn unser Körper auf den sogenannten Fastenstoffwechsel umstellt. In der Fachsprache ist das die Umstellung von Metabolismus (Stoffwechsel) auf Katabolismus (Abbau von Stoffwechselprodukten). Dies dauert in der Regel zwei bis drei Tage und ist die erste von drei Phasen einer Fastenkur. In dieser ersten Fastenphase stellt sich Ihr Körper von der Ernährung von außen auf die Ernährung von innen um.

Die erste Fastenphase

Der Entzug von Nahrung versetzt den Körper zu Beginn einer Fastenkur in Alarmbereitschaft. Cortisol und Adrenalin werden ausgeschüttet. Die beiden Stresshormone regeln eine schnelle Energiebereitstellung durch Fettabbau. In dieser Phase zieht Ihr Körper seinen Kalorienbedarf mehrheitlich aus gerade erst angelegten Kohlenhydratspeichern. Sind diese aufgebraucht, stellt sich der Körper erneut um. Die zweite Fastenphase beginnt. Ihr Körper deckt seinen Bedarf an Glukose (Traubenzucker) nun durch Eiweiß und Fett. Dabei sehen wir den Abbau des Fettgewebes in der Regel als positiven Effekt des Fastens, den Eiweißabbau hingegen nicht. Denn die notwendigen Proteine (Eiweiße) holt sich der Körper während einer Fastenkur hauptsächlich aus der Muskulatur, was einerseits den Abbau der Muskeln zur Folge hat und andererseits durch die dabei anfallenden Fettsäuren – Ketonkörper – zu unangenehmem Mundgeruch führt. Wenn Sie Ihre Muskeln ausreichend trainieren, können Sie dem Muskelabbau aber entgegenwirken. Und Zähneputzen, ein Zungenschaber sowie etwas Zitronensaft vertreiben auch den üblen Atem.

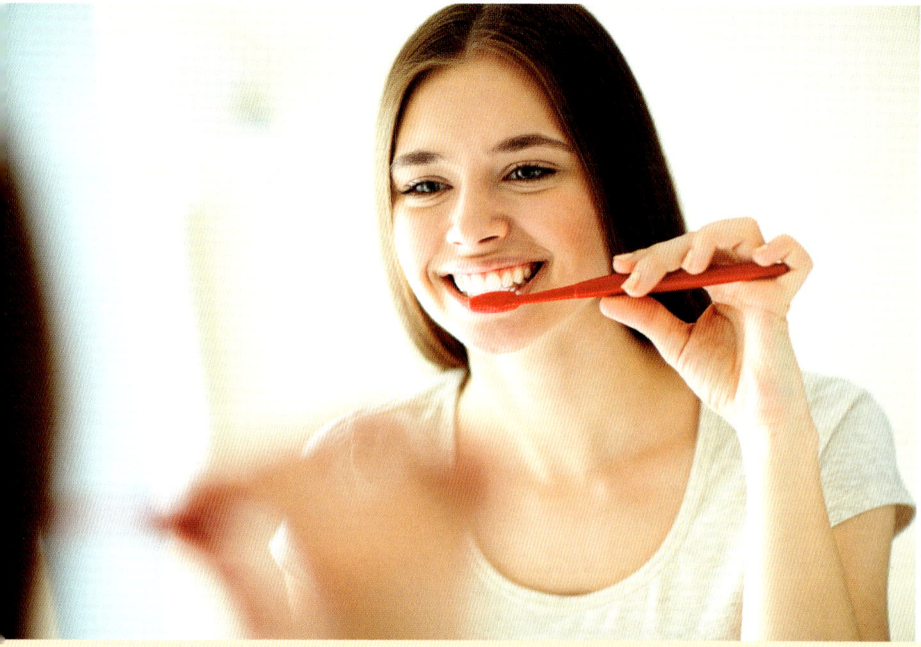

Die zweite Fastenphase

Wenn Sie die körperlichen Entbehrungen der ersten Fastenphase überstanden haben, beginnt in der zweiten Phase auch für Ihre Seele ein neuer Abschnitt. Der Unausgeglichenheit der ersten Tage folgt eine tiefe Zufriedenheit. Sie wird ausgelöst durch das Glückshormon Serotonin und kann zu einer regelrechten Fasteneuphorie führen. Im Laufe der zweiten Fastenphase kann es auch zu physischen und psychischen Auffälligkeiten kommen. Auslöser sind häufig eingelagerte toxische Stoffe oder andere Ablagerungen, die im Laufe des Fastens aus dem Fettgewebe freigesetzt werden. Fallen Ihnen in der zweiten Fastenphase ungewöhnliche Symptome auf, dann bewahren Sie erst einmal Ruhe. In den meisten Fällen sind sie schon am nächsten Tag wieder verschwunden. Wenn sich die Symptome jedoch zu einer Fastenkrise ausweiten, sollten Sie unbedingt einen Arzt zurate ziehen und gegebenenfalls Ihre Fastenkur beenden.

Während die erste Fastenphase nur zwei bis drei Tage dauert, kann die Dauer der zweiten je nach Wunsch variieren. Sie sollten sich jedoch vorher gut überlegen, wie lange eine Fastenkur für Sie sinnvoll ist. Holen Sie sich am besten Rat bei Freunden und Bekannten, die Erfahrung mit dem Fasten haben, und besprechen Sie Ihr Fastenvorhaben mit Ihrem Hausarzt. Eine unüberlegte und ungeplante Verlängerung der Fastenkur kann gerade unter dem Einfluss von Serotonin gefährlich sein. Gleiches gilt auch für ein überstürztes Fastenende, denn der langsame Aufbau nach dem Fasten ist wichtig, damit es hierbei nicht zu Problemen kommt.

Die dritte Fastenphase

Die Aufbautage sind die dritte Fastenphase. Berechnen Sie Ihre Fastenkur immer so, dass die dritte Fastenphase halb so lang ist wie die zweite. Wenn Sie also z. B. eine 6-tägige Kur machen wollen, brauchen Sie zusätzlich zwei bis drei Tage für die erste Fastenphase sowie drei Tage für die dritte. Bei einer 14-tägigen Fastenkur ändert sich bei der ersten Phase nichts, die dritte Phase dauert dann jedoch sieben Tage.

Mit dem Ende der zweiten Fastenphase sprechen wir vom Fastenbrechen. Ihr Körper muss sich nun langsam wieder ans Essen gewöhnen. Das fällt ihm meist um einiges schwerer als der Nahrungsverzicht am Anfang einer Fastenkur. Der Wiederaufbau des Stoffwechsels benötigt daher Zeit und Ruhe.

Da der Magen während des Fastens mit dem Verzicht auf Nahrung die Produktion der Verdauungssäfte gestoppt hat und Sie daher kein Hungergefühl mehr hatten, müssen die Magensäfte in der dritten Fastenphase wiederhergestellt

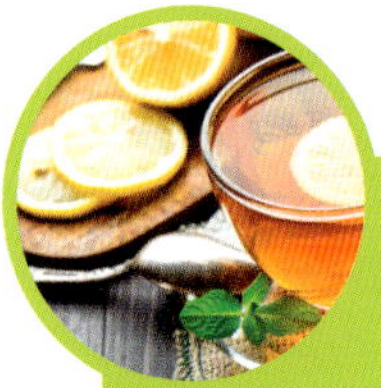

Die drei Essregeln beim Aufbau

Wichtig ist es, nach dem Fastenbrechen den Stoffwechsel sanft wieder in Gang zu bringen. Nehmen Sie sich daher ausreichend Zeit fürs Essen. Essen Sie langsam und kauen Sie dabei gründlich – damit nehmen Sie dem Magen unnötige Arbeit ab. Schenken Sie dem Essen Ihre ungeteilte Aufmerksamkeit und genießen Sie es schweigend.

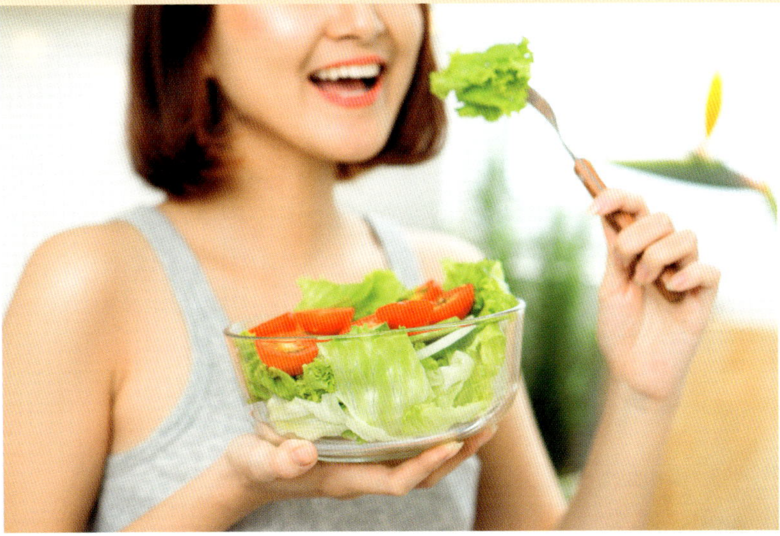

werden. Überfordern Sie Ihren Magen dabei nicht und beachten Sie die Essregeln beim Aufbau!
Sehen Sie die dritte Fastenphase als Chance, Ihre eigenen Ess- und Trinkgewohnheiten zu überdenken, und horchen Sie in Ihren Körper hinein. Im Aufbau fühlen Sie genau, was Ihnen und Ihrem Körper guttut – und was nicht. Ihr durch das Fasten gereinigter Körper sendet gerade in der Aufbauzeit eindeutige Signale, wann er satt ist und keine Nahrung mehr zu sich nehmen will. Hören Sie auf Ihren Körper und definieren Sie das für Sie verträgliche Maß an Nahrung in der dritten Fastenphase neu.
Wundern Sie sich nicht, wenn Sie in den ersten Aufbautagen weniger leistungsfähig sind als während des Fastens. Oft werden gerade die ersten beiden Tage der dritten Fastenphase als schwierig empfunden, weil sich viele an diesen Tagen erschöpft fühlen und anfällig für Schwindelgefühle sind. Grund hierfür ist der Kreislauf. Auch er muss sich

erst wieder an die Nahrungsaufnahme gewöhnen und die Verdauungsarbeit einplanen, die nun wieder gut ein Drittel seiner gesamten Tätigkeit ausmacht. Planen Sie für die ersten Aufbautage also besser keine größeren Aktivitäten und genehmigen Sie sich lieber ein kleines Nickerchen nach den Mahlzeiten.

Wasser – Elixier des Lebens

In der dritten Fastenphase sollte man unbedingt reichlich trinken. Viele Körperfunktionen, die während des Fastens nicht oder nur teilweise ausgeführt wurden, werden nun wieder benötigt: die Befeuchtung der Schleimhäute, die Produktion von Speichel und nicht zuletzt auch die der Verdauungssäfte brauchen Wasser. Es verhilft Ihren Körperzellen außerdem zu mehr Innenspannung, strafft die Haut und vermindert kleine Fältchen – ein schöner Nebeneffekt, wenn Sie viel „Betriebswasser" für Ihren Organismus tanken.
Viel Flüssigkeit hilft auch dem Darm. Seine Funktion startet jedoch erst, wenn er voll ist – also Geduld. Es kann bis zu drei Tage dauern, bis es nach dem Fasten zur ersten Entleerung kommt. Helfen Sie nicht mit einem Abführmittel nach, das den Magen-Darm-Apparat erheblich in seiner wiederaufgenommenen Funktion stören kann. Fördern Sie den Stuhlgang lieber durch spezielle Kost wie ballaststoffreiche Nahrung, Sauerkrautsaft und Bewegung in jeglicher Form. Sollte dies alles nicht helfen, können Sie die erste Entleerung durch einen kleinen Einlauf oder Glycerin-Zäpfchen aus der Apotheke forcieren.

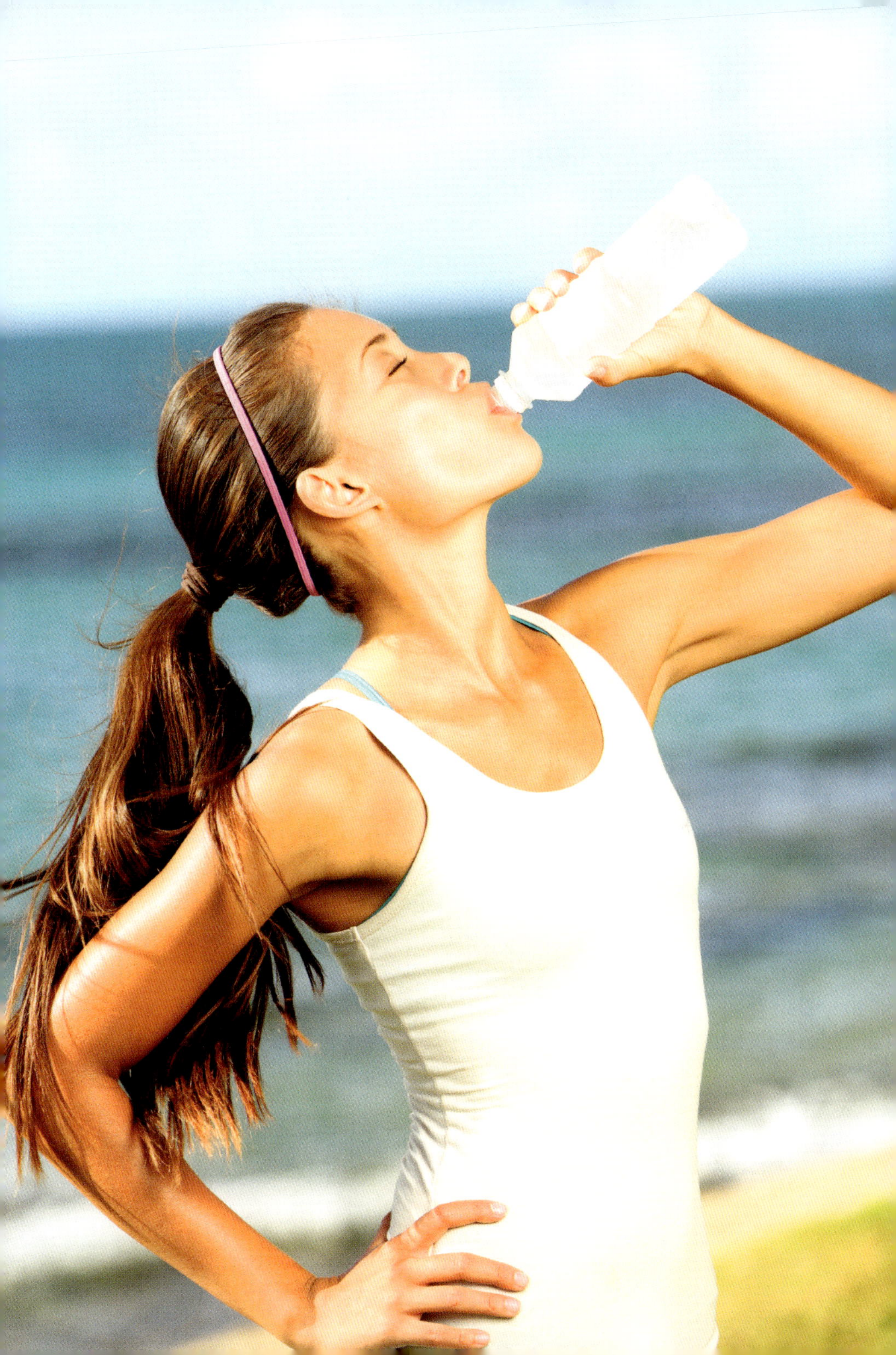

Wer darf fasten? Wer soll fasten?

Fasten kann gut für den Körper sein. Es gibt jedoch Lebenssituationen, in denen es nicht angebracht ist. So müssen Kinder unter 13 Jahren immer ausreichend Nahrung zu sich nehmen, damit sie gesund bleiben und das Wachstum nicht beeinträchtigt wird. Auch für schwangere und stillende Frauen ist Fasten ungeeignet. Denn sie ernähren während der Schwangerschaft zwei Menschen und müssen ihrem Körper daher die Nahrung zuführen, nach der er verlangt. Außerdem gibt es einige Krankheitsbilder, bei denen Fasten nicht ratsam ist oder sogar gefährlich sein kann.

Nicht fasten sollten Sie etwa, wenn Sie eine Organtransplantation hatten oder unter Tuberkulose, Krebs oder ausgeprägten Gefäßschäden leiden. Auch Patienten mit

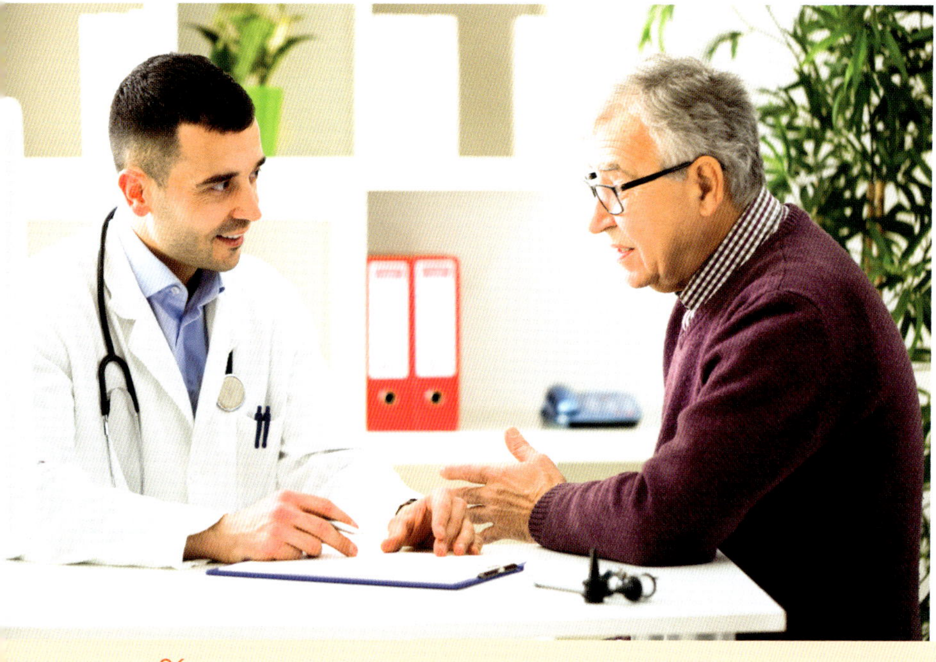

Arteriosklerose, Aids (in der Phase der Kachexie, also der starken Abmagerung), multipler Sklerose oder Essstörungen wie Magersucht, Bulimie oder Esssucht sollten auf das Fasten verzichten.
Wenn Sie über 65 Jahre alt sind, unter chronischer Hepatitis oder Diabetes Typ 1 leiden, sollten Sie nur unter professioneller Anleitung fasten. Auch wenn Sie wegen einer chronischen Krankheit regelmäßig Medikamente einnehmen, auf Blutgerinnungshemmer angewiesen sind oder gerade erst eine schwere Krankheit überstanden haben, ist fachmännische Beratung wichtig.
Die Auswirkungen des Fastens können sehr unterschiedlich ausfallen, wenn Sie seelisch labil sind. Bei einer schweren seelischen Störung ist es im Voraus schwer einzuschätzen, ob das Fasten eine positive oder negative Wirkung auf den geistigen Zustand haben wird. Eine Fastenkur sollte in diesem Fall nur in enger Zusammenarbeit mit den behandelten Ärzten, Psychiatern und Therapeuten durchgeführt werden. Grundsätzlich ist es auch nicht ratsam, mit einer Fastenkur zu beginnen, wenn Sie sich nicht gut fühlen oder gestresst sind.

Wenn Kranke fasten wollen

Ist Fasten bei Krankheit überhaupt möglich oder sollten nur physisch und psychisch gesunde Menschen fasten? Auf diese Frage gibt es keine pauschale Antwort, denn das hängt ganz von der Art der Erkrankung ab. Fasten kann sich bei bestimmten Krankheiten durchaus positiv auswirken und sogar heilende Wirkung zeigen. Gute Erfahrungen mit Fastenkuren haben beispielsweise Patienten mit Allergien, Asthma oder anderen Bronchialerkrankungen gemacht. Auch bei Darmstörungen und anderen Erkrankungen der Verdauungsorgane hilft Fasten erwiesenermaßen im Heilungsprozess. Das Gleiche gilt für Rheuma, Gelenkerkrankungen, Herz-Kreislauf-Probleme und endokrine (hormonell bedingte) Störungen. Es gibt auch Migräne-Patienten, die das Fasten als positiv empfinden. Ebenso gehen Hauterkrankungen durch die Umstellung des Stoffwechsels, die Entgiftung und Entschlackung oft deutlich zurück. Nicht zuletzt kann Fasten als Reinigung der Seele auch bei psychischen Leiden eine Therapie erfolgreich unterstützen.

Fasten als Therapie

Fasten wird von Ärzten auch als Therapie verschrieben. Wenn nach einem Herzinfarkt, einem Schlaganfall oder einer Erkrankung der Hirn- oder Beingefäße eine Umstellung der Ernährung unumgänglich geworden ist, unterstützt eine Fastenkur Körper und Geist bei der grundlegenden Änderung des Lebensstils. Durch Heilfasten können einerseits gefährliche Risikofaktoren im Körper minimiert oder sogar vollständig beseitigt werden, andererseits kann es die Lebenseinstellung in Bezug auf Ernährung und Genussmittel nachhaltig ändern. Heilfasten ist besonders gut geeignet bei ernährungsbedingten Stoffwechselkrankheiten, chronischen Erkrankungen und bei Beeinträchtigungen des Bewegungsapparats. Für eine Heilfastenkur ist der Aufenthalt in einer speziellen Fachklinik dringend anzuraten. Sie müssen hierbei mit einer Gesamtdauer von mindestens vier Wochen rechnen.

Das Wie und Wo

Fühlen Sie sich fit? Sind Sie physisch und psychisch gesund? Dann können Sie mit dem Fasten beginnen. Unter Anleitung oder in einer Gruppe ist dies in der Regel einfacher, aber auch selbstständiges Fasten alleine oder mit einem Partner ist möglich.

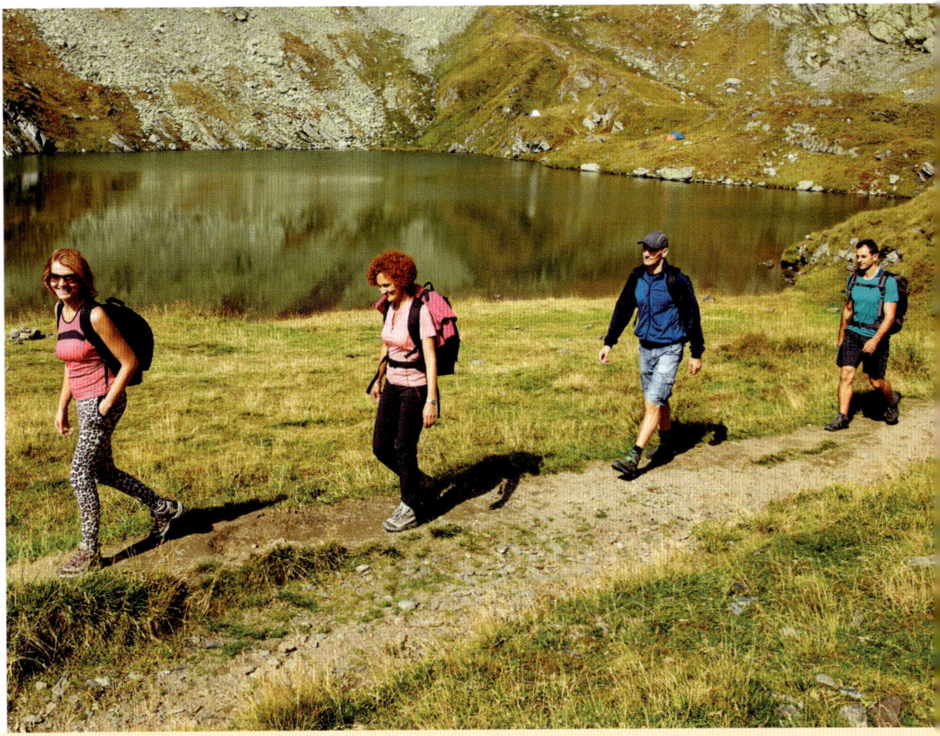

Fasten am richtigen Ort

Wenn Sie zum ersten Mal eine Fastenkur machen wollen, sollten Sie Zeitpunkt, Dauer und Ort gut überlegt wählen. Hierbei müssen Sie sich darüber im Klaren sein, dass Fasten immer Nebenwirkungen zeigt. Die Leistungsfähigkeit kann zeitweise beeinträchtigt sein, durch den ungewohnten Verzicht auf Eiweiße und Zucker können Sie sich schnell schlapp und müde fühlen und Kraft sowie Ausdauer können bisweilen beim Fasten leiden. Kalkulieren Sie auch eine verminderte Reaktionsfähigkeit ein. Viele Fastende berichten außerdem von Gefühlsschwankungen und Unausgeglichenheit in den ersten Fastentagen. Es ist demnach sinnvoll, die Fastenkur im Vorfeld gut zu planen. Während der

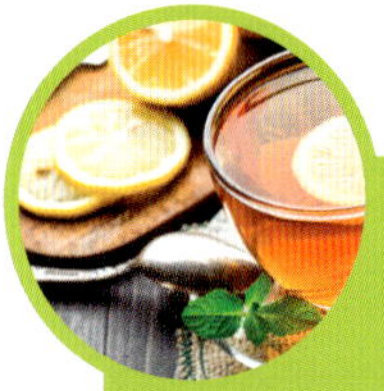

Gut überlegt

Wenn Sie eine Fastenkur planen, können die folgenden Überlegungen helfen, den richtigen Zeitpunkt und Ort dafür zu finden: Leben Sie alleine in einem Singlehaushalt? Treffen Sie alle Entscheidungen selbstständig? Dann ist Ihre Wohnung möglicherweise der am besten geeignete Ort. Sie können frei bestimmen, wann Sie fasten, wie Sie fasten und wann Sie das Fasten brechen. Wollen Sie hingegen das Fasten mit einem Urlaub oder einer sportlichen Aktivität verbinden? Dann ist ein organisierter Fastenurlaub das Richtige für Sie. Manche trauen sich die Durchführung alleine einfach nicht zu und möchten durch Experten Schritt für Schritt unterstützt werden. In diesem Fall sollten Sie auf professionelle Hilfe in einer Fastenklinik zurückgreifen.

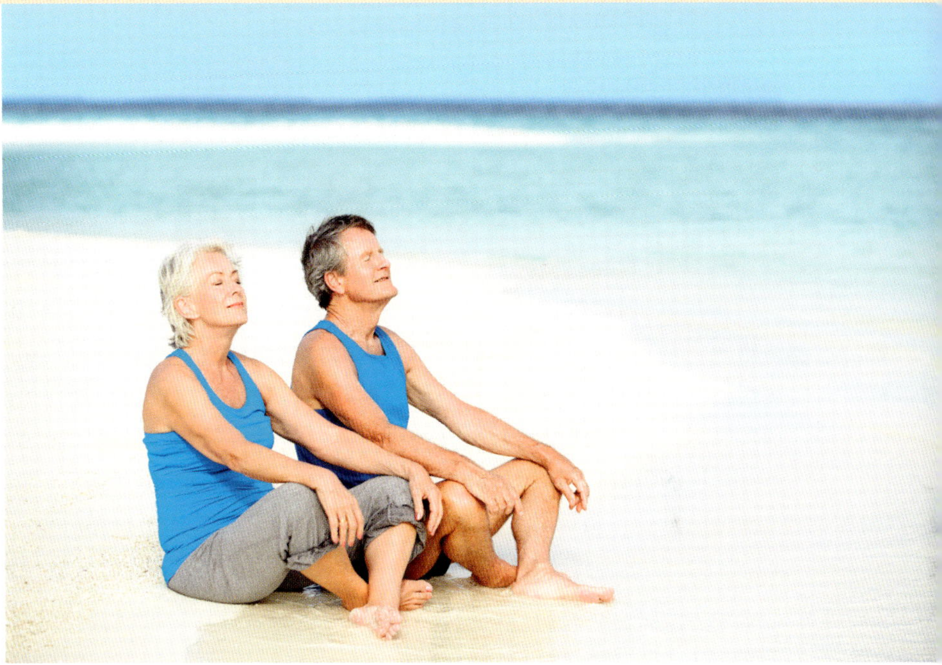

eine am besten für sich allein, abgeschnitten vom Rest der Welt fastet, fällt es anderen in der Gesellschaft Gleichgesinnter deutlich leichter, das Fastenvorhaben durchzuhalten. Überlegen Sie, wie es Ihnen in diesem Punkt geht, und wählen Sie dann den besten Fastenort für sich persönlich aus.

Allein oder in Gesellschaft?

Es bedarf doppelt starker Willenskraft zu fasten, wenn um einen herum geschlemmt wird! Die meisten Fastenden ziehen sich deshalb während der Dauer ihres Verzichts zurück – in die eigenen vier Wände oder unter Gleichgesinnte. Ratsam ist es auf jeden Fall, während des Fastens nicht zu arbeiten oder zumindest das Arbeitsvolumen zu reduzieren und wichtige Termine auf eine spätere Zeit zu verschieben. Wenn Sie mit jemandem zusammenwohnen und Ihren Partner, Mitbewohner oder die anderen Familienmitglieder nicht davon überzeugen können, zusammen mit Ihnen zu fasten, wird das Fasten zu Hause jedoch schwierig. Leben Sie alleine, können Sie den Kühlschrank und die Vorratskammer hingegen so bestücken, wie es für Sie während Ihrer Fastenzeit günstig ist. Sie können selbst bestimmen, was Sie wann zu sich nehmen und wie Sie den Tag für sich einteilen (vorausgesetzt, Sie haben sich für die Dauer des Fastens freigenommen). Wie ist das nun aber in einem

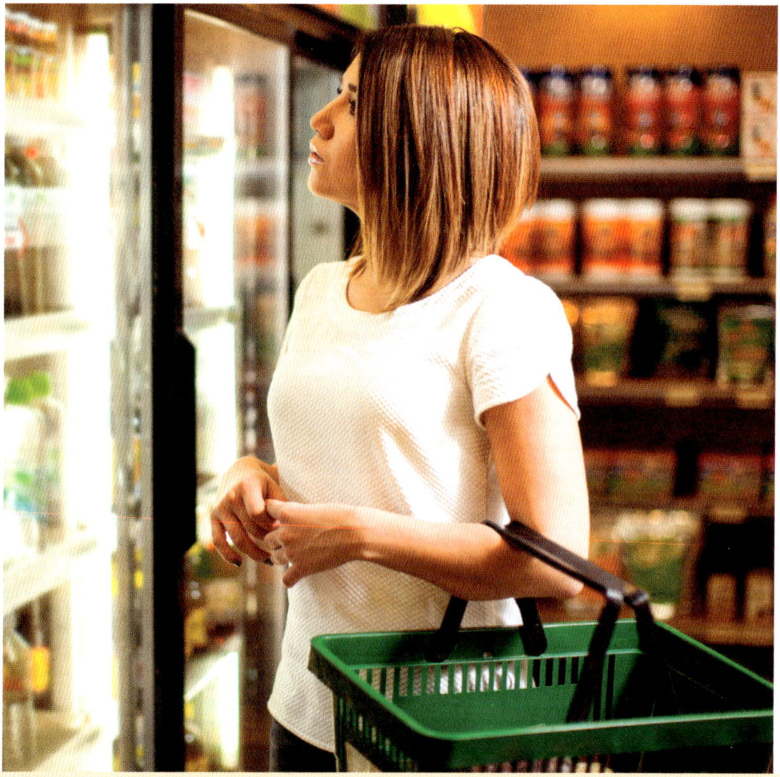

mehrköpfigen Haushalt mit vollem Kühlschrank und regelmäßigen gemeinsamen Mahlzeiten? Sind Sie willensstark genug, Ihrer Familie beim Essen zuzusehen? Können Sie die verführerischen Gerüche ertragen? Wenn nein, können Sie das Fastenvorhaben mit einem Urlaub verbinden. Vielleicht sollten Sie hierzu nicht gerade in einen All-inclusive-Club fahren, aber alleine oder in Begleitung von gleichgesinnten Freundinnen und Freunden lässt sich eine Fastenwoche in einer Ferienwohnung in schöner Umgebung sehr gut realisieren. Machen Sie sich hierbei vorab eine vollständige Einkaufsliste mit allen notwendigen Hilfsmitteln und klären Sie, was Sie vor Ort besorgen können.

Fastenurlaub

Eine Fastenkur will gut geplant sein. Wer jedoch keine Zeit oder keine Lust auf langwierige Recherchen, Einkaufstouren und Selbstmotivation hat, der kann aus einer Vielzahl unterschiedlicher Angebote auswählen. Vom Fastenurlaub auf Mallorca über Fasten und Yoga in der Toskana bis hin zum Fastenwandern auf Sylt oder im Allgäu ist hier viel geboten.

Für gesunde Fastende bieten Fastenurlaube den Vorteil, unter professioneller Kursleitung alle notwendigen Informationen zu erhalten und das Fasten in einer unterstützenden Gruppe zu erleben. Aus solchen Fastengruppen wird in der Regel eine richtige Gemeinschaft, die ihre Erfahrungen austauscht und Hilfestellungen gibt. Häufig werden Fastenkuren durch ein Zusatzprogramm wie Wandern oder Yoga

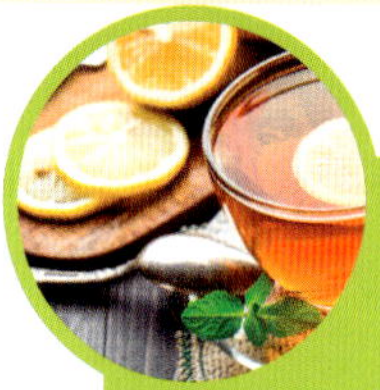

Fastentage zwischendurch

Fastentage bieten unzählige Möglichkeiten, dem Körper eine Pause zu gönnen. Folgendes sind einige Varianten:

- essen und fasten im Wechsel: einen Tag essen, einen Tag fasten usw.
- ein Fastentag pro Woche (Wasserfasten, Teefasten, Suppenfasten etc.)
- vegetarische oder vegane Ernährung an einem oder bestimmten Wochentagen

Bedenken Sie dabei: Unser Körper hat keinen 24-Stunden-Rhythmus, daher sollte ein Fastentag 25 Stunden dauern.

ergänzt. Unter fachkundiger Führung vermittelt Ihnen dies ein neues Körpergefühl, Entspannung und natürliche Selbsthilfe. Kurz: Sie steigern Ihre Lebensqualität!

Die Zeit des Fastens

Auch der Zeitpunkt des Fastens muss wohlüberlegt sein. Zu allererst müssen Sie sich entscheiden, wie lange Sie fasten möchten. Die durchschnittliche Fastendauer beträgt dabei zwischen 6 und 14 Tagen. Dementsprechend sind auch die kursbegleitenden Bücher, entsprechende Kuren und Fastenurlaube angelegt. Länger sollten nur erfahrene Fastende in guter physischer wie psychischer Verfassung fasten und dabei stets den Rat eines Arztes suchen. Wenn Sie sich bezüglich der Dauer unsicher sind, fragen Sie Ihren Hausarzt nach seiner Einschätzung. Gesunde Menschen können in der Regel problemlos eine bis zwei Wochen fasten. Für

Einsteiger ist zum Ausprobieren eine Woche meist genau richtig. Denken Sie bei der Planung auch daran, dass die Fastentage allein nicht die gesamte Fastendauer ausmachen (siehe S. 44–116).

Fastenzeiten im Jahr

Als Zeitpunkt für das Fasten eignet sich im Allgemeinen das Frühjahr sehr gut. Mit guten Vorsätzen für das neue Jahr lässt sich das Vorhaben oft leichter durchhalten. In diese Zeit fallen auch die hierzulande traditionellen religiösen Fastenzeiten. Dennoch steht Ihre individuelle Planung stets im Vordergrund: Haben Sie Angst davor, während des

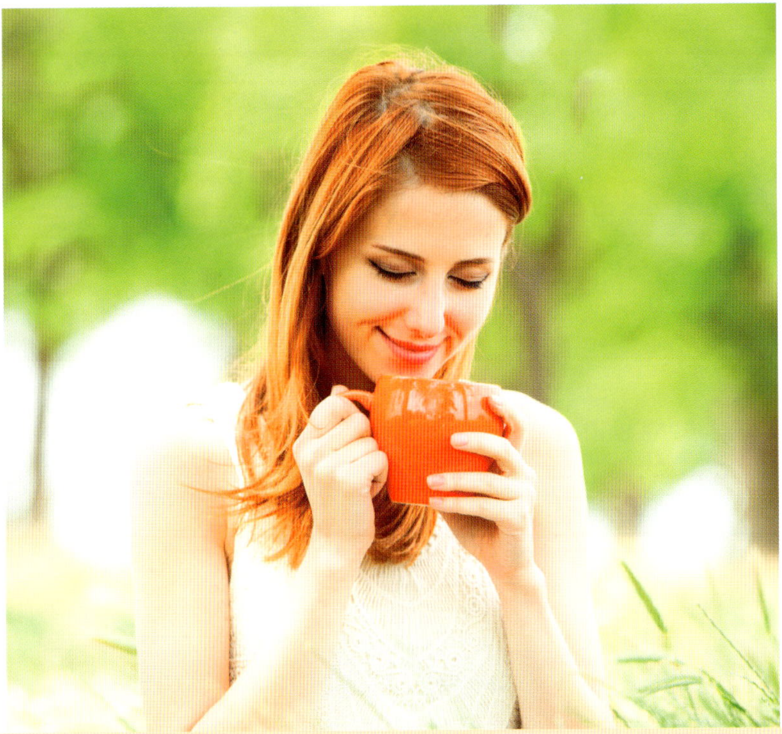

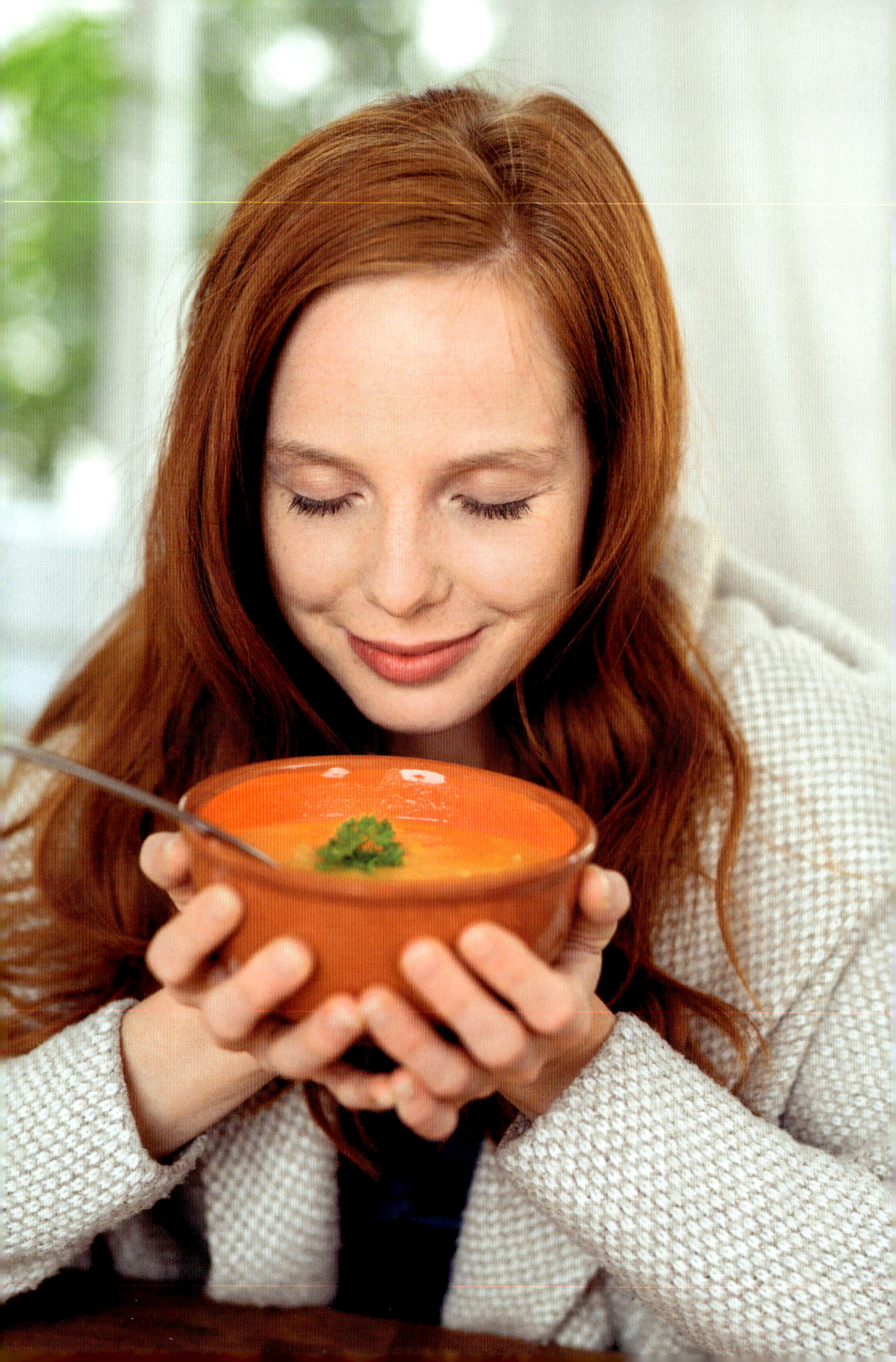

Fastens zu frieren? Dann legen Sie Ihre Fastenzeit lieber auf den Sommer. Wünschen Sie sich eine besinnliche Fastenzeit? Dann wählen Sie vielleicht den Advent. Jede Zeit hat ihre Vor- und Nachteile, die Sie ganz persönlich für sich abwägen müssen. Am Ende ist es vielleicht der Urlaub einer gleich gesinnten Freundin, der den Ausschlag gibt.
Neben dem „Wann" stellt sich auch die Frage nach dem „Wie oft". Auch die Fastenhäufigkeit hängt ganz von Ihnen ab. Mehrtägige oder gar wochenlange Fastenkuren können und sollen nicht zum Alltag werden, aber ein- bis dreimal pro Jahr machen solche Fastenzeiten durchaus Sinn. Wenn Sie festgestellt haben, dass längeres Fasten nichts für Sie ist, dann können auch bereits einzelne Fastentage Ihren Körper entlasten.

Fasten – eine besondere Zeit

Fasten ist eine Phase, in der in Ihrem Körper manches anders läuft als gewohnt. Nächte durchtanzen? Auf eine Kletterexpedition ins Gebirge aufbrechen? Die Meisterprüfung ablegen oder die Dissertation verteidigen? Größere Anstrengungen, ungewohnte Situationen und Stress sollten Sie während Ihrer Fastenzeit möglichst vermeiden. Meiden Sie Situationen, die Ihren Körper und Ihren Geist stark beanspruchen, und bedenken Sie dies bereits in der Vorbereitung Ihrer Fastenkur. Die Weihnachtszeit, Karneval, familiäre Feste oder größere gesellschaftliche Anlässe eignen sich nicht zur Durchführung eines Fastenvorha-

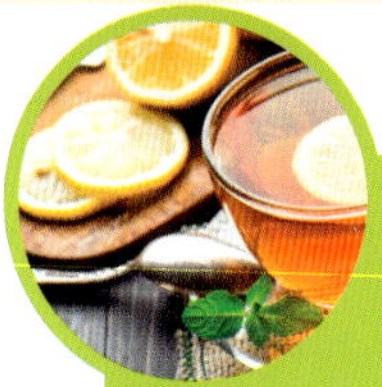

Tabu: Genussmittel

Seien Sie während des Fastens standhaft. Denn die kleinste Sünde rächt sich hier doppelt. So müssen Genussmittel wie Süßigkeiten, Kaffee, Zigaretten und Alkohol während Ihrer gesamten Fastenzeit absolut tabu sein. Sie stören den Körper bei der innerlichen Reinigungsarbeit und können sogar zu einer „Arterienverschlackung" führen. Die kleinste Nascherei macht sich bemerkbar und die positiven Seiten des Fastens zunichte.

bens. Denn durch die allgegenwärtige Versuchung fällt der Verzicht schwer. Bedenken Sie auch, dass Ihre Konzentration und Reaktionsfähigkeit durch das Fasten beeinträchtigt sind. Daher sollten Sie während des Fastens z. B. vermeiden, längere Strecken selbst mit dem Auto zu fahren. Gleiches gilt für anstrengende Sportaktivitäten, insbesondere solche, die einen schnellen Krafteinsatz notwendig machen wie beispielsweise Ski- und Snowboardfahren. Kreislaufschwierigkeiten können sonst leicht zu einem Problem werden.

Fasten und arbeiten

Prinzipiell ist es möglich, auch im Arbeitsalltag zu fasten. Manche Fastende ziehen aus ihrem gewohnten Tagesablauf und -umfeld sogar die nötige Energie, um zu fasten. Die Ablenkungen des alltäglichen Lebens helfen ihnen dabei, ihrem Wunsch nach Essen widerstehen zu können. Unterschätzen Sie dabei aber nicht die verführerischen Einflüsse Ihrer Umwelt! Hierzu bedarf es starker Disziplin und innerer Überzeugung. Wenn Sie vorhaben, im Arbeitsalltag zu fasten, sollten Sie Ihr Fastenvorhaben unbedingt mit Ihrem Chef und Ihren Kollegen besprechen und zusammen mit ihnen den geeigneten Zeitpunkt planen. In puncto Vereinbarkeit mit dem Arbeitsalltag kommt es auch auf Ihren Beruf an. Wenn Sie beispielsweise als Taxi- oder Busfahrer Verantwortung für andere Menschen übernehmen, ist Fasten ein Risiko. Ebenso wenn Sie an Maschinen arbeiten und eine hohe Verletzungsgefahr besteht. Denn während des Fastens ist man oft weniger aufmerksam und reagiert häufiger verzögert.

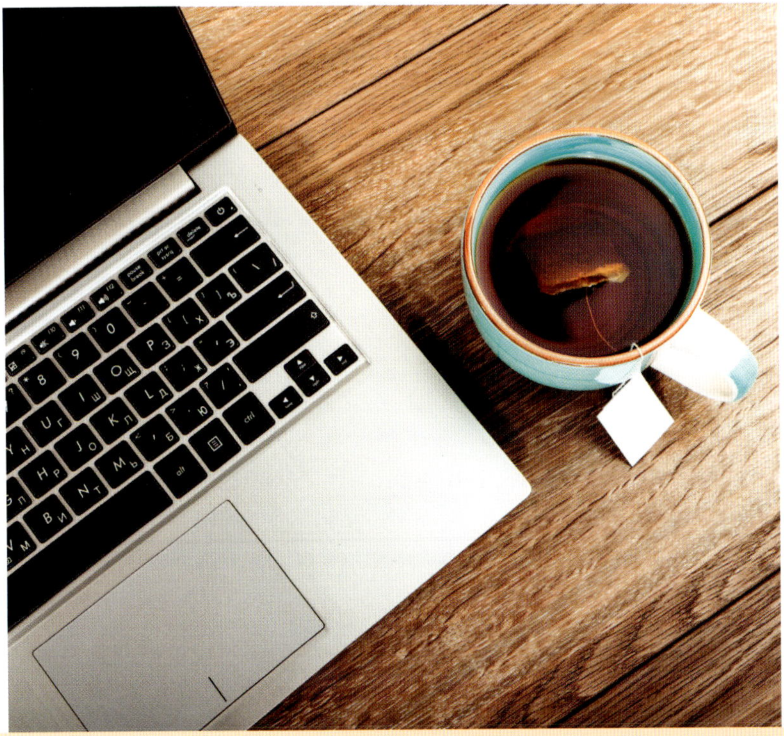

Fasten ohne feste Nahrung

Fasten ist nicht gleich Fasten. Es gibt die unterschiedlichsten Methoden. Die reinsten Formen des Fastens sind die, in denen keine feste Nahrung aufgenommen und nur Flüssigkeit zugeführt wird.

Wasserfasten

Die Urform des Fastens ist das Wasserfasten. Es ist die reinste Form des Fastens und wird auch als „Königsweg des Fastens“ bezeichnet. Beim Wasserfasten wird keinerlei Nahrung aufgenommen, sondern ausschließlich reines Wasser. Normalgewichtige gesunde Menschen trinken beim Wasserfasten täglich etwa drei Liter gutes Quell- oder Mineralwasser. Wichtig bei dieser Fastenmethode ist die geregelte Zuführung von Vitaminen und Mineralsalzen.

Teefasten

Teefasten unterscheidet sich von Wasserfasten nur dadurch, dass man dabei zwei Tassen Kräutertee jeweils am Morgen, am Mittag und am Abend trinkt. Der Tee darf hierbei nicht gesüßt werden – weder mit Zucker bzw. Zuckerersatz noch mit Honig. Zwischen den „Tee-Mahlzeiten“ wird beim Teefasten so viel Wasser getrunken, dass Normalgewichtige auf die Gesamtmenge von drei Liter Flüssigkeit pro Tag kommen. Der Vorteil gegenüber dem reinen Wasserfasten liegt im warmen und basenreichen Getränk. Spezielle Teesorten können beim Fasten unterstützend wirken und sollten vor Beginn der Kur in ausgesuchten Geschäften gekauft werden. Sparen Sie hier nicht an der falschen Stelle und setzen Sie auf Qualität. Wählen Sie nur natürliche Teesorten ohne Farb- und Aromastoffe, die frei von Konservie-

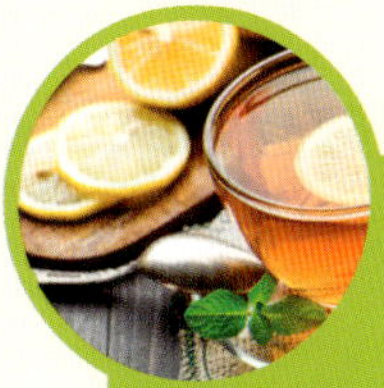

Tee und immer wieder Tee

Keine Hemmungen vor unbekannten oder bisher nicht favorisierten Teesorten – Ihr Körper hat während des Fastens ein ganz neues Geschmacksempfinden!

- Tees aus Anis, Brennnessel, Himbeere, Pfefferminze, Salbei, Kümmel und Wachholderbeere helfen dem Körper zu entgiften und zu entschlacken.
- Kräutertees aus Baldrian, Johanniskraut, Lavendel, Ringelblume oder Weißdorn haben eine beruhigende Wirkung.
- Besonders magen- und darmfreundlich ist Kamillentee. Allerdings kann er die Schleimhäute austrocknen.
- Holunderblüten- und Lindenblütentee sind besonders schmackhaft und bringen das Immunsystem auf Trab.

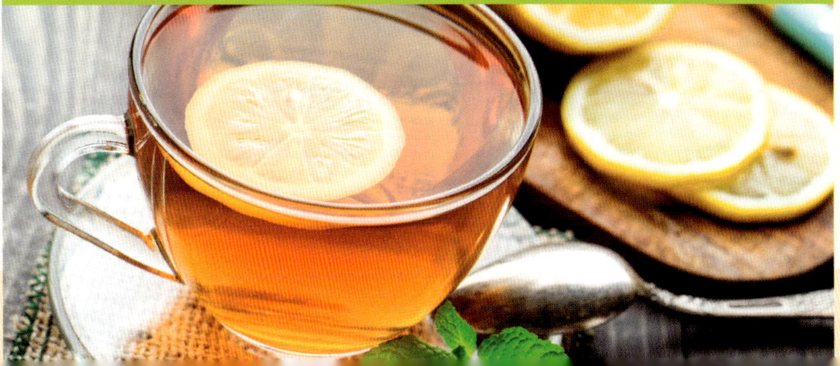

rungsmitteln sind. Ihr Körper, der in dieser Zeit ausschließlich von Tee und Wasser lebt, wird es Ihnen danken!

Saftfasten

Auch das Saftfasten basiert auf der Urfastenmethode. Das reine Wasserfasten wird hierbei durch frisch gepresste Obst- oder Gemüsesäfte ergänzt. Je nach Fastenplan trinkt man drei bis fünf Gläser Rohsaft auf den Tag verteilt. Den restlichen Flüssigkeitsbedarf decken Sie auch hier durch Wasser. Bei der Auswahl der Obstsorten für die Säfte sollten Sie auf milde Früchte wie Birnen, Mandarinen, Trauben, Mangos oder Pfirsiche zurückgreifen, da diese schonender für den Magen sind. Die Entgiftung und Entsäuerung des Körpers kann bei der Saftfastenmethode durch Heilpflanzensäfte aus Artischocke oder Brennnessel unterstützt werden.

Suppenfasten

Die etwas gehaltvollere Form des Wasserfastens ist das Suppenfasten. Es gilt als eine der besten Methoden, den Körper zu entsäuern und zu „entschlacken“. Vorteilhaft ist hierbei, dass Sie dreimal am Tag eine warme, sättigende Mahlzeit zu sich nehmen und trotzdem fasten. Nehmen Sie sich Zeit für die Zubereitung und genießen Sie die Gemüsebrühen und -suppen Löffel für Löffel. Ergänzt wird das Suppenfasten durch frisch gepresste Säfte und Kräutertees.

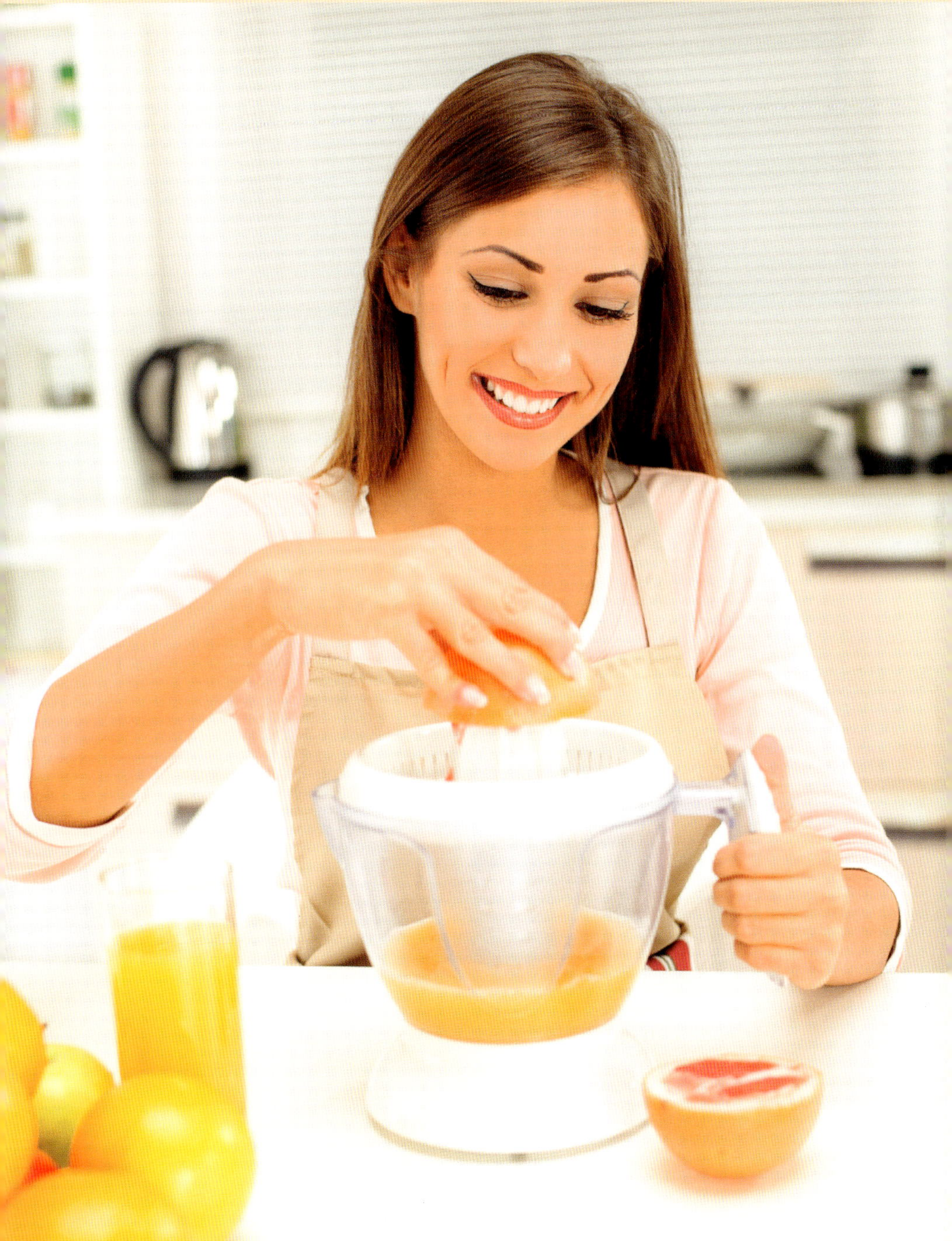

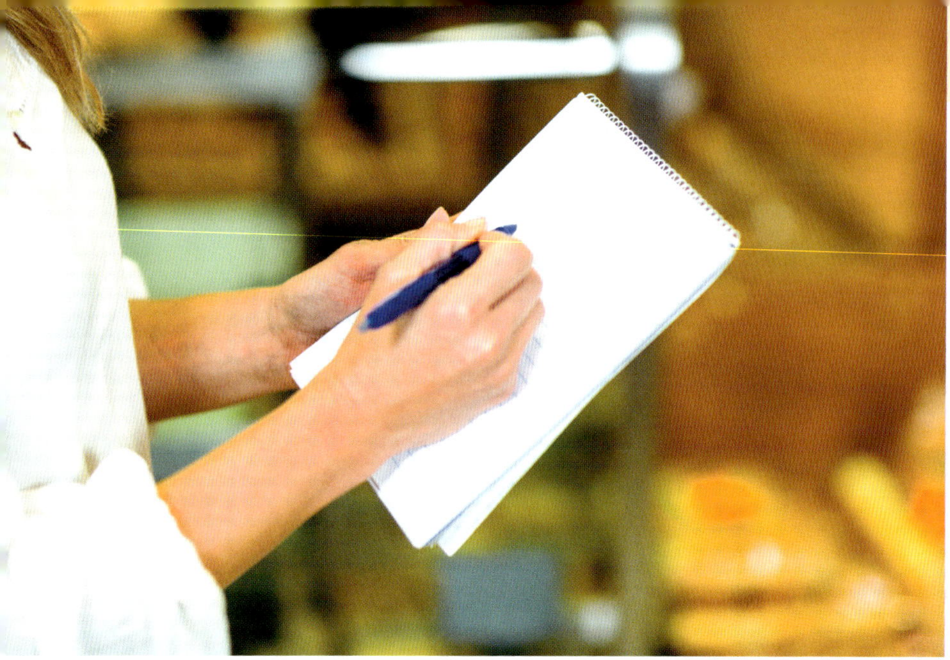

Vorbereitung und Fastenzeit

Jedes Fastenvorhaben bedarf eines guten Plans. Wenn Sie einen Fastenurlaub gebucht haben oder in eine Fastenklinik gehen, müssen Sie sich zumindest darum nicht kümmern. Wollen Sie hingegen selbstständig fasten, ist es an Ihnen, einen Fastenplan vorzubereiten.

Der Fastenplan

Nachdem Sie sich für einen bestimmten Termin sowie eine Fastendauer und -methode entschieden haben, können Sie mit den Vorbereitungen beginnen. Wichtig ist es vor allem, während des Fastens einen freien Kopf zu haben. Erledigen Sie also anstehende Arbeiten und alles, was Ihnen lästig werden könnte, im Voraus. Überfordern Sie sich, Ihren Körper und Ihren Geist aber nicht. Essen und trinken Sie weiterhin normal, wenn Sie Ihre Einkaufsliste zusammenstellen und die Nahrungsmittel für Ihre Fastenzeit besorgen. Machen Sie sich auch eine Liste mit den Dingen, die Sie als Hilfsmittel benötigen werden oder könnten. Was Sie bereits zu Hause haben, können Sie schon einmal griffbereit halten, alles, was fehlt, kaufen Sie noch dazu. Sorgen Sie beispielsweise für ausreichend Unterwäsche und wärmere Kleidung. Denn wenn Ihr Körper während des Fastens auf Sparflamme läuft, kann es Ihnen leicht kalt werden. Aufgrund der Entgiftung und „Entschlackung“ haben Sie unter Umständen auch öfter als sonst das Bedürfnis, Ihre Unterwäsche zu wechseln.

Fastenkrisen zu Hause entgegenwirken

Zu Hause in der gewohnten Umgebung zu fasten birgt einige Fallstricke. Diese können Sie jedoch schon vor dem ersten Entlastungstag deutlich verringern. Zunächst sollten Sie Ihre Vorratskammer und Ihren Kühlschrank leer räumen. Vergessen Sie dabei auf keinen Fall Ihr geheimes Süßigkeitendepot oder den Weinkeller. So können Sie Versuchungen reduzieren und Rückfälle in Ihre alten Ess- und Trinkgewohnheiten leichter vermeiden. Denn wenn die Lust (echter Hunger kann in der Fastenzeit nicht entstehen) auf Essen oder Alkohol zu stark wird, müssten Sie viel Energie aufwenden, um Ihre Gelüste zu stillen: Sie müssten nach draußen gehen und einkaufen. Allein die Vorstellung, welche Anstrengung dies bedeuten würde, kann Ihnen helfen, die Fastenkrise zu überwinden und Ihrer Lust zu widerstehen. Oft ist es auch Ihre Umgebung, die Sie nicht ungestört fasten lässt. Die liebe Familie, Freunde, Bekannte oder auch nette Nachbarn meinen zu wissen, wie Sie es besser machen könnten. Nur wenn Sie von Ihrem Fastenvorhaben vollständig überzeugt sind, können Sie diese gut gemeinten Ratschläge nicht aus der Bahn werfen und von Ihrem Plan abbringen. Schalten Sie einfach auf Durchzug, wenn jemand zu wissen glaubt, was das Beste für Sie ist, und lassen Sie sich den Freiraum, den Sie für die körperliche und geistige Umstellung benötigen. Ihre Motivation muss zu Hause so gefestigt sein, dass sie nichts ins Wanken bringen kann. Und wenn doch? Dann sollte der Lebenspartner oder die beste Freundin Ihnen zur Seite stehen und Sie beim

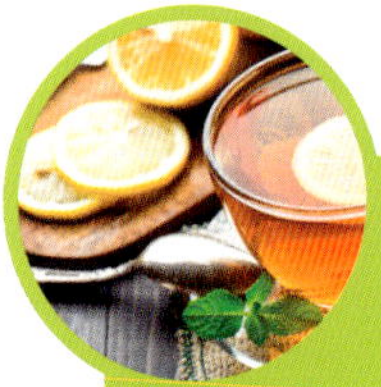

Gut ausgestattet in die Fastenzeit

Für Ihre Fastenzeit sollten Sie einige Utensilien und Hilfsmittel zur Verfügung haben: Ein (Leinen-)Handtuch und eine Wärmflasche für Leberwickel findet sich in den meisten Haushalten. Ebenso Sportkleidung und -schuhe für das begleitende Bewegungsprogramm. Außerdem benötigen Sie ein Einlaufgerät (oder andere entsprechende Hilfsmittel, siehe S. 59–62) zur Darmreinigung, Hautöl für die Hautpflege und eine Trockenbürste für entsäuernde Massagen.

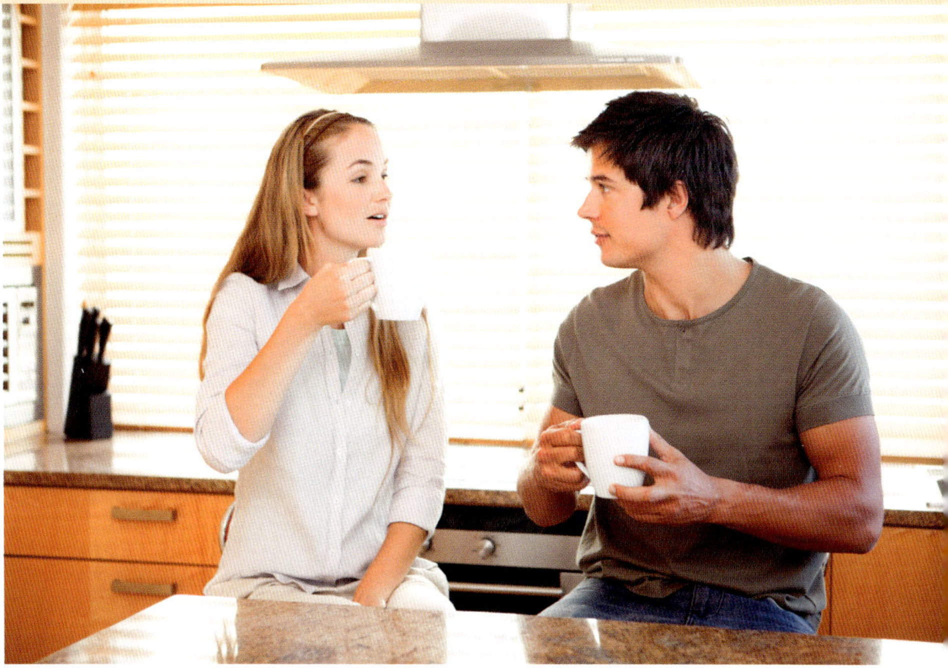

Überwinden der Krise hilfreich unterstützen. Reden Sie vor der Fastenzeit mit den Ihnen am nächsten stehenden Personen und wählen Sie den oder die besten Unterstützer für Ihr Vorhaben aus. Oft reichen nur ein paar aufmunternde Worte und eine andere Perspektive, damit Sie wieder das Positive an Ihrem Vorhaben erkennen können.

Fastenregeln

Es hat sich bewährt, folgende Ratschläge zu beherzigen, wenn man in eine Fastenkur startet. Und auch die Reihenfolge und Dauer von Entlastung, Fasten und Aufbau sollte dabei unbedingt eingehalten werden.

Die Entlastung
Jedes Fasten beginnt mit zwei bis drei Entlastungstagen. Leiten Sie die Ernährungsumstellung langsam mit leichter Kost und viel Flüssigkeit ein. Geben Sie auch Ihrer Seele ausreichend Zeit, sich auf die neue Situation einzustellen.

Die Darmreinigung
Das eigentliche Fasten, also die Umstellung von Nahrungszufuhr auf Energieverwertung aus Körperreserven, wird durch eine komplette Darmentleerung gestartet. Sie entlastet den Körper, reinigt den Darm und gibt das Startsignal für den katabolen Stoffwechsel.

Das Trinken
Während des Fastens müssen Sie ausreichend Flüssigkeit zu sich nehmen. Sonst ist die Gefahr der Dehydrierung groß! Trinken Sie pro Tag mindestens drei Liter Wasser, ungesüßten Tee oder, je nach Fastenmethode, auch stark verdünnten Fruchtsaft.

Die Wärme
Durch die Stoffwechselumstellung arbeitet Ihr Körper während des Fastens nur auf Sparflamme. Halten Sie sich durch entsprechende Kleidung, eine Wärmflasche oder heiße Duschen warm.

Die Reinigung
Durch die Entgiftung und „Entschlackung“ während des Fastens werden Sie auch ein Bedürfnis nach äußerer Reini-

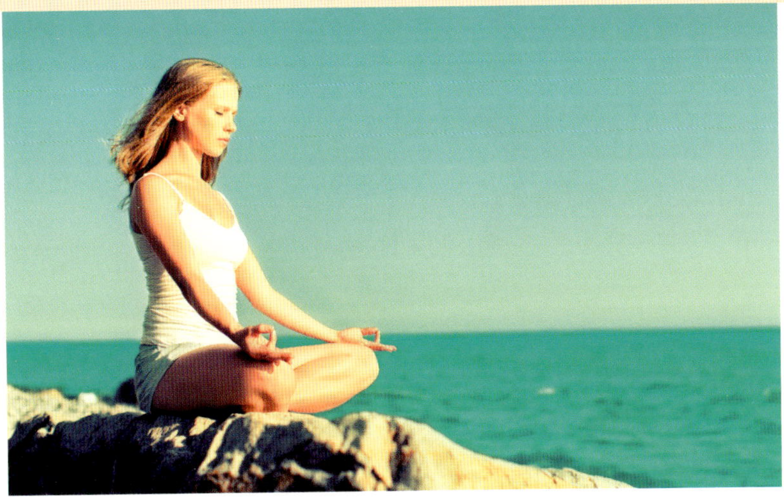

gung verspüren. Nehmen Sie aber kein Vollbad, auch wenn Sie frieren. Denn Wannenbäder belasten den Kreislauf während des Fastens unnötig. Regen Sie Ihren Kreislauf stattdessen lieber beim Duschen an.

Die Bewegung

Anregend wirkt auch Bewegung. Wer sich beim Fasten nicht bewegt, friert zudem leichter, riskiert Muskelabbau und seelische Verstimmungen. Allerdings sollten Sie während der Fastenzeit keinen Leistungssport betreiben. Wandern, längere Spaziergänge oder Yoga etwa sind hingegen bestens geeignet.

Die Ruhe

Ebenso wichtig wie Bewegung ist auch Ruhe. Das Fasten ist eine Zeit, in der Körper und Seele losgelöst von alltäglichem Stress und Problemen zur Ruhe kommen sollen. Gönnen Sie sich diese Auszeit!

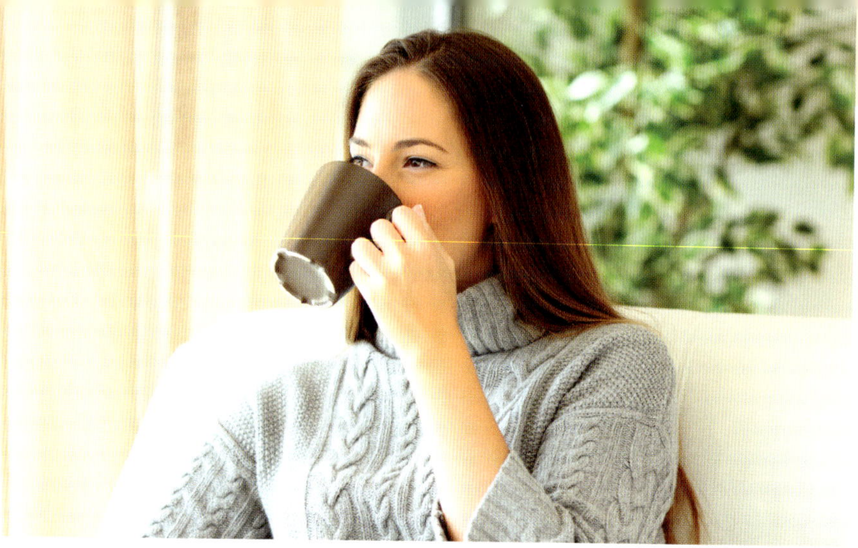

Der Verzicht

Fasten bedeutet eine Auszeit vom üblichen Essen. Es bedeutet auch den völligen Verzicht auf Genussmittel. Denn Alkohol, Kaffee, Nikotin, Süßigkeiten und Co. machen die körperliche Reinigung zunichte.

Das rechte Maß

Finden Sie für sich das richtige Maß. Nicht jede Fastenmethode ist für jeden gleichermaßen geeignet – ebenso wenig wie jede Fastendauer. Fühlen Sie daher in sich hinein und vertrauen Sie Ihrem Bauchgefühl. Überfordern Sie sich weder bei der Durchführung noch bei der Länge des Fastens – aber unterschätzen Sie sich und Ihren Körper auch nicht!

Der Aufbau

Die Aufbautage gehören ebenso zum Fasten wie die Entlastungstage und das Fasten selbst. Geben Sie sich und Ihrem Körper daher genügend Zeit, sich von der katabolen wieder auf die metabole Ernährung umzustellen!

Fasten im Alltag

Ohne ablenkende Aktivitäten trauen Sie sich das Fasten nicht zu? Aber einen Fastenurlaub in einer motivierenden Gruppe wollen Sie auch nicht machen? Dann versuchen Sie, im Alltag zu fasten. Zwar ist dies gut möglich, doch Sie müssen bereits im Voraus auf einige Aspekte achten. Denn der Alltag birgt oft ein ungeahntes Stresspotenzial, dem Sie nicht entgehen können. Hierbei haben Sie nicht die Möglichkeit, einfach die Tür hinter sich zuzumachen und sich zu

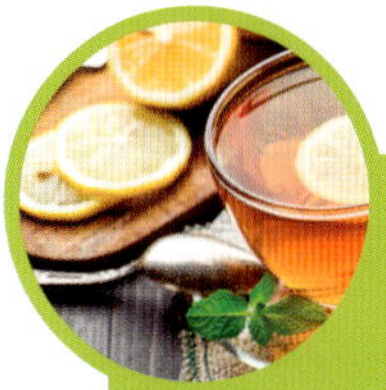

Beziehen Sie Ihr Umfeld ein!

Die Keksschale auf dem Besprechungstisch, das Mittagessen im Team oder auch nur die gemeinsame morgendliche Kaffeepause können während Ihrer Fastenzeit eine große Versuchung für Sie darstellen, der Sie widerstehen müssen. Wenn Sie planen, im beruflichen Alltag zu fasten, sollten Sie Ihren Chef und Ihre Kollegen auf jeden Fall in Ihr Vorhaben einweihen. So können Sie darauf hoffen, dass die Keksschale leer bleibt, das Teammeeting nicht beim Mittagessen stattfindet und Ihr Ausbleiben beim Morgenkaffee akzeptiert wird. Wenn dies möglich ist, können Sie auch darum bitten, keine Termine außer Haus oder mit Kunden durchführen zu müssen, falls Sie sich hierzu in der Fastenzeit körperlich und geistig nicht fit genug fühlen sollten. Besprechen Sie mit Ihrem Chef auch, ob Sie sich gegebenenfalls kurzfristig Urlaub nehmen können. Denn wenn Sie während des Fastens feststellen, dass Ihnen die Ablenkung durch Beruf und Alltag nicht guttut, ist eine Auszeit sinnvoll. So müssen Sie das Fasten im Notfall nicht unkontrolliert abbrechen.

verkriechen. Aber genau das wollen Sie unter Umständen, denn während des Fastens reagieren viele Menschen sehr viel empfindlicher auf äußere Einflüsse als üblich. Zudem können alltägliche Situationen und Tätigkeiten im Fastenprozess zu einer richtigen Herausforderung für Sie werden.

Heilfasten nach Buchinger

Am Beginn Ihrer Fastenzeit steht die Entscheidung für eine bestimmte Fastenmethode. Die bekanntesten Fastenformen werden in diesem Buch dargestellt, sodass Sie eine Ihren Vorlieben und Bedürfnissen entsprechende Wahl treffen können. Die aktuell wohl am weitesten verbreitete Form des Fastens ist die Buchinger-Methode. Da viele andere Fastenmethoden auf diesem Konzept basieren, soll es im Folgenden im Wesentlichen um diese Methode gehen. Sie geht auf den Internisten Dr. Otto Buchinger (1878–1966) zurück, der diese Fastenmethode entwickelte, um während einer schweren Gelenkrheumaerkrankung für Schmerzlinderung zu sorgen.

Buchingers Heilfasten-Methode ist eine reine Trinkkur, bei der mit Wasser, Säften, Tees und Brühe täglich mindestens drei Liter Flüssigkeit und etwa 250 Kilokalorien aufgenommen werden. Damit belastet diese Fastenmethode den Stoffwechsel weniger als absolute Null-Kalorien-Fastenformen. Das Heilfasten nach Buchinger beginnt mit den Entlastungstagen. In dieser Zeit nehmen Sie nur leichte Kost zu sich und bereiten sich und Ihren Körper so auf

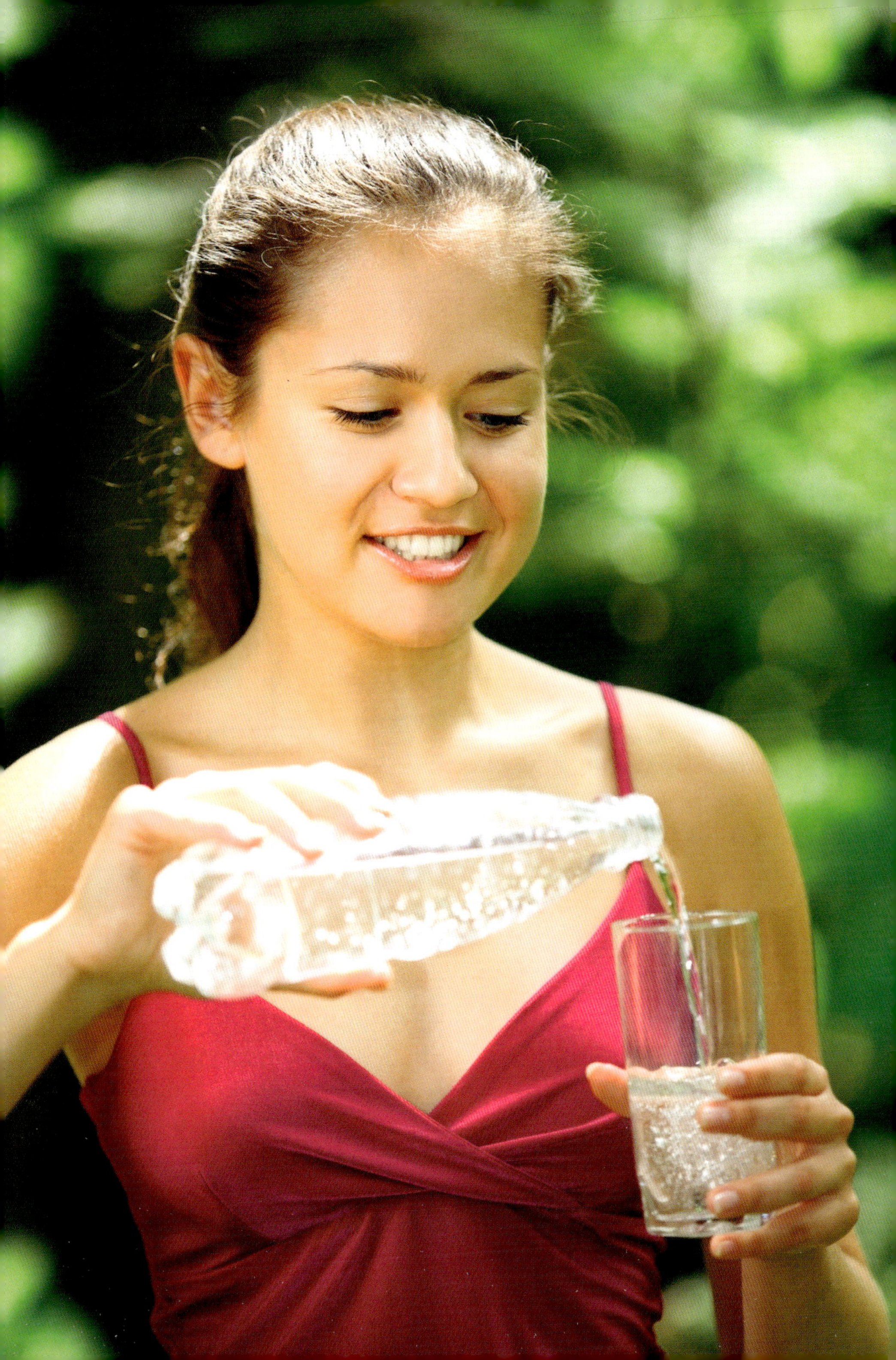

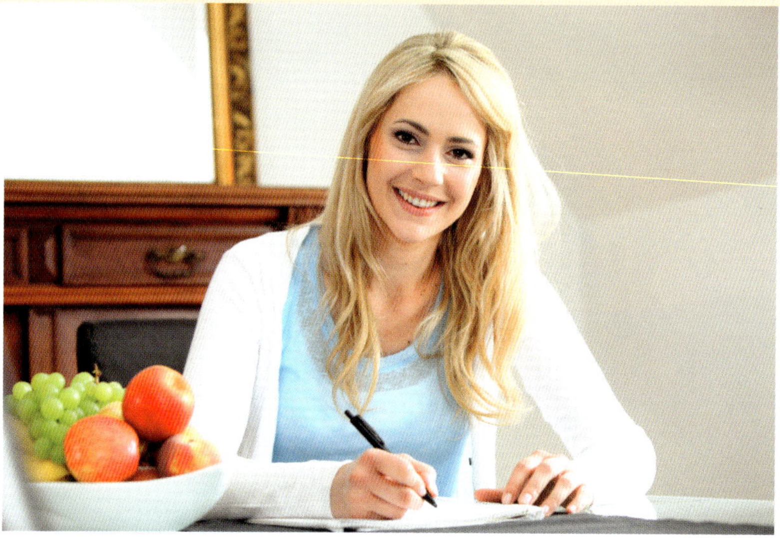

das Fasten vor. Das eigentliche Fasten startet dann nach einer kompletten Darmentleerung. Buchinger sieht die positiven Effekte seines Heilfastens in der Reinigung des Organismus und der Aktivierung der Selbstheilungskräfte. Von ihm stammt auch der bis heute nicht unumstrittene Begriff des „Entschlackens“ als Synonym für die Vielzahl der gesundheitsfördernden Abläufe im Körper, die während des Fastens ablaufen. Der Begriff des „Entschlackens“, also des Abbaus von Abfallstoffen, die bei Stoffwechselprozessen anfallen, wird im Ernährungswesen und in der alternativen Heilkunde oft verwendet, wissenschaftlich ist dieser Mechanismus jedoch nicht zweifelsfrei erwiesen.

Buchinger selbst nennt seine Heilfasten-Methode den „Königsweg der Heilkunst“. 1920 gründete er die erste Klinik in Deutschland, die sich ganz auf Heilfasten spezialisierte und, nach einem Umzug von Witzenhausen nach Bad Pyrmont, noch heute als Familienbetrieb existiert.

Die Entlastung

Das Fasten beginnt mit dem ersten Entlastungstag. An diesem Tag dürfen Sie zwar noch feste Nahrung zu sich nehmen, müssen sich aber in der Ernährung bereits einschränken. Außerdem sollten Sie alles Notwendige für die kommenden Fastentage bereits erledigt haben und nun Zeit haben, sich auf sich selbst zu konzentrieren. Stellen Sie Ihre Seele und Ihren Körper behutsam auf das Fasten ein. Werfen Sie alle seelischen Belastungen, Stress und Spannung ab und finden Sie zu sich. Die Entlastungstage geben Ihnen Zeit, zu sich zu kommen. Entlasten Sie auch Ihren Körper und gewöhnen Sie ihn langsam an weniger Nahrung. Essen Sie an den Entlastungstagen zu den Mahlzeiten kleinere Mengen an leichter Kost wie Obst und Rohkost. Aber hungern Sie nicht, denn an den Entlastungstagen sollen Sie von der Nahrung, die Sie zu sich nehmen, noch gerade so satt werden.

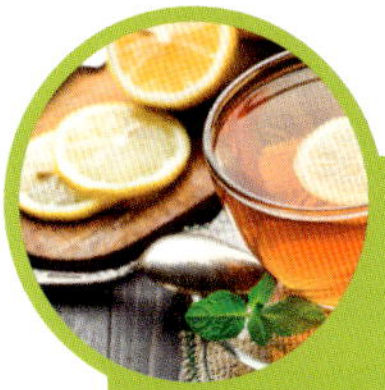

Das Fastenprotokoll

Wollen Sie ein Fastenprotokoll schreiben? Dann ist der erste Entlastungstag der richtige Zeitpunkt, damit zu beginnen. In einem solchen Protokoll schreiben Sie alle Vorgänge und Beobachtungen während der Fastenzeit auf, z. B. was Sie wann und in welcher Menge gegessen und getrunken haben, wie es mit Ihrer Verdauung aussieht und wie es um ihr körperliches und seelisches Befinden steht. Wenn Sie ein weiteres Mal fasten, kann Ihnen dieses Protokoll als individuelle Anleitung dienen.

An den Entlastungstagen müssen Sie sich auch von kleinen Sünden verabschieden: Von A wie Alkohol, über S wie Süßigkeiten und bis hin zu Z wie Zigaretten ist während der gesamten Fastenzeit alles tabu! Ihr Körper arbeitet dann auf Sparflamme und ist beim kleinsten Rückfall stark gefordert – teils sogar überfordert. Stattdessen sollten Sie Ihren Körper während des Fastens und eventuell noch weit darüber hinaus entlasten.

Der Entlastungsspeiseplan

An den Entlastungstagen reduzieren Sie bereits die Kalorienzufuhr und ernähren sich nur noch mit leicht verdaulicher Kost. Legen Sie den Schwerpunkt Ihrer Ernährung in dieser Zeit auf Kohlenhydrate. Vermeiden Sie weitest-

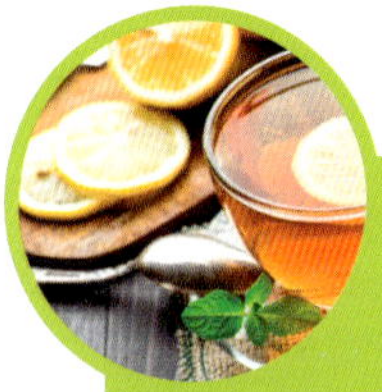

Einkaufsempfehlungen für die Entlastungstage

Folgende Einkaufsliste kann Ihnen an den Entlastungstagen zur Orientierung dienen. Variieren Sie je nach persönlichen Vorlieben oder nach Verträglichkeit: Als Getränke kommen Mineralwasser, am besten arm an Natriumchlorid, dafür reich an Magnesium und Kalium (pro Tag ein bis zwei Liter) sowie Früchte- und Kräutertee infrage. Hinzu kommen je nach Geschmack Obst und Gemüse (etwa 2 kg pro Tag), 2 mittelgroße Kartoffeln pro Tag, Blattsalat und Naturreis (150 g pro Tag) oder Hafervollkornflocken (150 g pro Tag). Auch mit Bircher-Müsli, Nüssen, Kernen, Leinsamen oder Weizenkleie sowie Quark und/oder Joghurt und Knäckebrot (Vollkorn) können Sie Ihren Hunger während der Entlastungstage stillen.

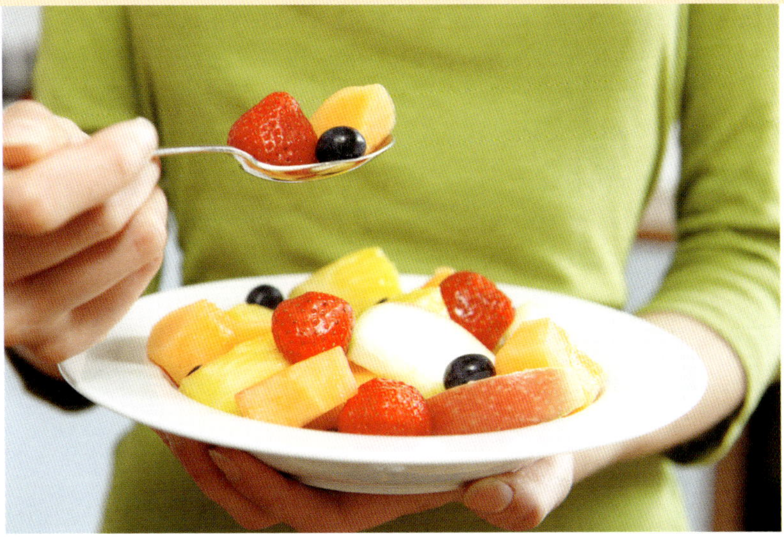

gehend Eiweiß und verzichten Sie möglichst komplett auf Fett. Frisches Obst, Salate und Gemüse bieten Ihnen für die Entlastungstage abwechslungsreiche Kost. Sie können über den Tag verteilt bis zu zwei Kilo davon zu sich nehmen. Um möglichst viele Vitamine aufzunehmen, sind rohes Obst und Gemüse am besten für Ihren Körper. Wenn Sie jedoch einen empfindlichen Magen haben, dann können Sie das Obst zu ungesüßtem Kompott einkochen und das Gemüse dünsten. Gleiches gilt auch, wenn Sie erst an den Entlastungstagen merken, dass Ihnen die Rohkost nicht gut bekommt. Schonend für den Magen sind außerdem Reis- oder Hafer-Tage. Zusätzlich zu Obst, Salaten und Gemüse essen Sie hier drei kleine Reismahlzeiten (50 Gramm Naturreis oder 35 Gramm in Wasser gegarte Vollkornflocken). Vergessen Sie dabei nicht, gut zu kauen. Das gibt Ihnen zum einen ein besseres Sättigungsgefühl, zum anderen hilft es Ihrem Magen und Darm, die Nahrung schneller zu verdauen.

Starten Sie Ihren ersten Entlastungstag mit einem Bircher-Müsli oder einer Mischung aus Obst und Nüssen. Wenn Sie für die weitere Zeit noch nicht vorgesorgt haben, lassen Sie sich beim Einkauf am besten vom regionalen Angebot an Blattsalaten, Obst und Gemüse inspirieren. Greifen Sie auf Bekanntes zurück, wenn Sie keine Experimente machen wollen. Äpfel sind mit Sicherheit eine gute Wahl. Nicht umsonst heißt es „An apple a day keeps the doctor away“ (Ein Apfel am Tag hält den Doktor fern). Wenn Sie sich an diesen Tagen aber etwas Besonderes gönnen wollen, ist auch gegen exotische Früchte nichts einzuwenden. Waschen Sie das Obst gut, schälen Sie es und schneiden Sie es für einen leckeren Obstsalat klein. Beträufeln Sie ihn nach Möglichkeit immer mit Zitronensaft. Das Obst verfärbt sich dann nicht so leicht und der Zitronensaft beschleunigt den Fettabbau. Reichern Sie Ihren Obstsalat zum Mittagessen mit etwas

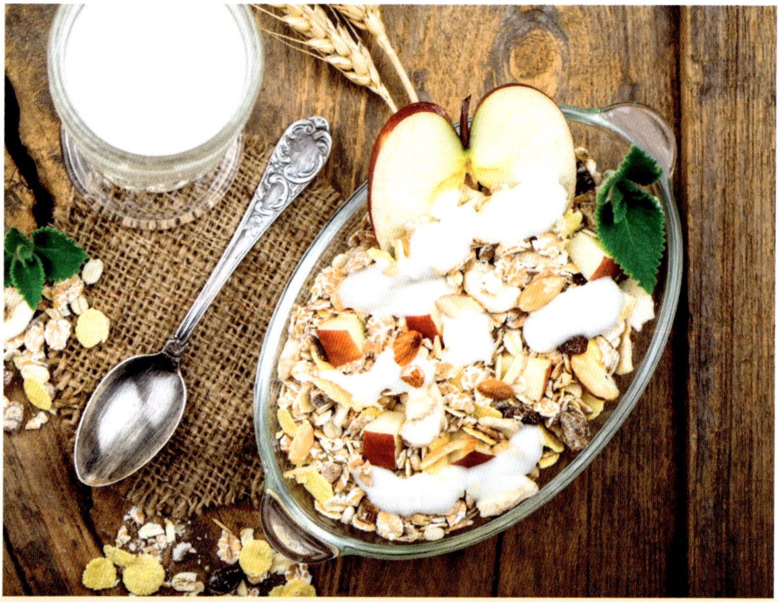

Leinsamen oder Weizenkleie an. Als Nachtisch kann ein Quark dienen. Am Nachmittag gibt es dann einen Apfel und eine Handvoll Haselnüsse und abends steht eine Rohkostplatte auf dem Speiseplan. Oder Sie essen einen Blattsalat mit Nüssen, Tomate, Fenchel, Staudensellerie, Karotte und roter Paprika, angemacht mit Olivenöl und etwas Zitronensaft. Dazu können Sie ein Knäckebrot knabbern. Wenn Ihr Magen nach etwas Warmem verlangt, sind gedünstetes Gemüse und eine kleine Portion Reis genau das Richtige. Oder Sie kochen zwei mittelgroße Kartoffeln und servieren sie mit einem frischen Kräuterquark. Es gibt zahlreiche Möglichkeiten, sich leicht und gesund zu ernähren. Wenn Sie Freude an der Abwechslung haben, variieren Sie an Ihren Entlastungstagen den Speiseplan, ist Ihnen die Zubereitung hingegen lästig, bleiben Sie einfach bei bestimmten leicht zuzubereitenden Speisen – Hauptsache nicht zu viel und leicht bekömmlich! An den Entlastungstagen müssen Sie auch ausreichend trinken. Da Sie auch über die Nahrung Flüssigkeit aufnehmen, reichen an diesen Tagen etwa zwei Liter Wasser oder ungesüßter Früchte- oder Kräutertee. Koffein, Alkohol, Nikotin und Süßigkeiten sind bereits jetzt tabu.

Die Darmreinigung

Mit einer gründlichen Darmreinigung am letzten Entlastungtag beginnt das eigentliche Fasten. Gönnen Sie sich an diesem Tag sowie am ersten Fastentag viel Ruhe. Wenn Sie vorhaben, im Alltag zu fasten, planen Sie diesen Tag für Samstag oder Sonntag oder nehmen Sie sich entsprechend

Urlaub. Ihr Körper stellt nun endgültig von Aufnahme auf Ausscheidung um und startet den katabolen Stoffwechsel. Der Darm ist das größte Entgiftungsorgan im Körper. Da die Darmtätigkeit meist träge ist, entleert sich der Darm fast nie komplett. So bilden sich im Laufe der Zeit Ablagerungen an den Darmwänden. Wenn Sie mit dem Fasten beginnen, stellt der Darm seine Tätigkeit ein. Er ist zu diesem Zeitpunkt jedoch nicht vollständig leer. Beim Fasten können dann Hungergefühle, Bauchkrämpfe und Kopfschmerzen entstehen. Daher ist eine Darmreinigung vor Fastenbeginn ratsam. Sie hilft dabei, Ablagerungen zu lösen und zu entfernen sowie Fastenbeschwerden vorzubeugen.

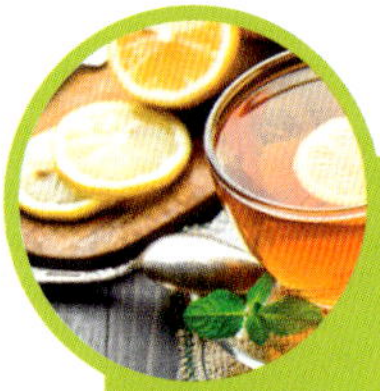

Darmreinigung per Einlauf

Der Einlauf ist eine schonende und wirksame Methode der Darmreinigung. Hierfür benötigen Sie einen Klistierbehälter oder -beutel. Diesen erhalten Sie in der Apotheke oder in Drogeriemärkten. Um hierbei Verletzungen zu vermeiden, ist es ratsam, den After vorab einzufetten. Füllen Sie den Klistierbehälter dann mit ungefähr einem Liter körperwarmer Flüssigkeit. Drücken Sie alle Luftblasen aus dem Schlauch und halten Sie ihn geschlossen. Hängen Sie den Behälter erhöht auf, beispielsweise an einer Türklinke. Knien Sie sich daneben auf den Boden und führen Sie das Darmrohr des Behälters so weit wie möglich in Ihren After ein. Jetzt kann die Flüssigkeit in Ihren Darm laufen. Bleiben Sie ruhig und verkrampfen Sie nicht. Nach maximal fünf Minuten drängt es Sie auf die Toilette, um Darminhalt mitsamt Wasser loszuwerden.

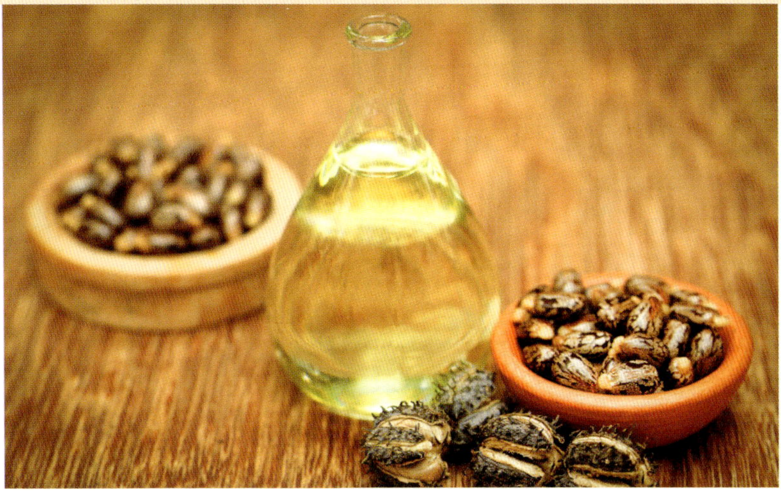

Darmreinigung – aber wie?

Zur Darmreinigung stehen Ihnen zahlreiche Möglichkeiten zur Verfügung. Eine sehr effektive Darmreinigung wird durch ein bis zwei Teelöffel Bittersalz (Magnesiumsulfat) eingeleitet. Lösen Sie es in einem Viertelliter Wasser auf und trinken Sie das Glas möglichst schnell aus. Statt Bittersalz können Sie auch Glaubersalz oder Rizinusöl verwenden – die Wirkung ist fast identisch! Ein aus Ägypten bekanntes Abführmittel ist Senna. Aus den Blättern und Früchten der Pflanze wird ein Tee zubereitet, der zur Darmreinigung führt. Schonender, aber ebenso wirkungsvoll ist ein Einlauf zur Darmreinigung. Abgesehen von reiner Flüssigkeit müssen Sie bei einem Einlauf Ihren fastenden Körper mit keinerlei weiteren pflanzlichen oder chemischen Mitteln belasten.

Bei manchen Menschen reicht jedoch auch schon ein Glas Sauerkrautsaft aus, um die Darmentleerung ausreichend

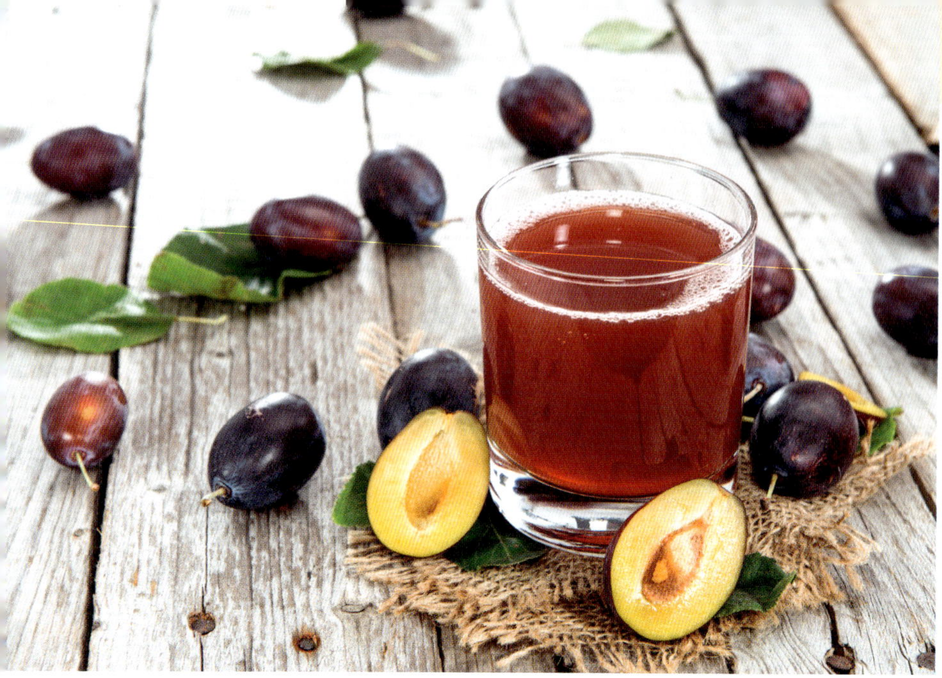

stark anzuregen. Eine ähnliche Wirkung können Apfelessig, Pflaumensaft, Molke oder Buttermilch haben. Selbst wenn Sie auf eine Darmreinigung verzichten, sind diese Getränke auf jeden Fall eine gute Hilfe, wenn Ihr Darm während des Fastens Unterstützung benötigt! Auch die Vogelmiere (als Salat oder gedünstet) hat abführende Wirkung und könnte in Ihrem Fastenspeiseplan einen Platz bekommen.

Wenn Magen und Darm leer sind und Sie keine feste Nahrung mehr erhalten, stellen die Verdauungsorgane ihre Tätigkeit ein. Sie produzieren nun keine Verdauungssäfte mehr und der Hunger bleibt damit aus. Appetit können Sie hingegen trotzdem bekommen, aber das ist eine reine Kopfsache. Ihr Körper benötigt während der Fastenzeit keine feste Nahrung, auch wenn sie noch so verführerisch sein mag! Starten Sie Ihr Fastenprogramm nach der gründlichen Darmreinigung entspannt und ruhig, aber konsequent.

Der Fasten-Speiseplan

Nach den Entlastungstagen und der Darmreinigung nehmen Sie bei Ihrer Fastenkur nur noch flüssige Nahrung zu sich. Diese besteht zum größten Teil aus reinem Wasser. Wenn Sie kein gutes Leitungswasser haben oder sich aus einem anderen Grund für Mineralwasser entscheiden, achten Sie darauf, dass dieses frei von Kohlensäure ist. Stellen Sie sich für jeden geplanten Fastentag mindestens zwei Flaschen stilles Wasser bereit. Morgens und am Nachmittag trinken Sie jeweils warmen Tee. Um etwas Abwechslung in Ihren Fastenspeiseplan zu bringen, können Sie sich verschiedene Kräuter- und Früchtetees besorgen. Oder kaufen Sie auf dem Markt frische Teeblätter, die in der Regel aromatischer sind als abgepackter Beuteltee aus dem Supermarkt. Verschiedene Heilpflanzen finden Sie auch in der freien Natur. In vielen Gegenden gibt es Vereine, die in die Heilpflanzen- und Kräuterkunde einführen. Wer Zeit hat,

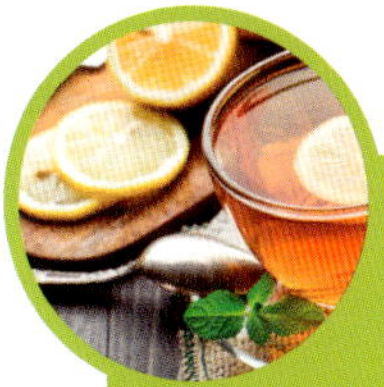

Speiseplan Trinkfasten

Eine reine Trinkfastenkur könnte, über den Tag verteilt, beispielsweise folgendermaßen aussehen:

- am Morgen zwei Tassen (Kräuter-)Tee
- am Vormittag viel Wasser
- am Mittag 0,25 Liter Gemüsebrühe (oder Schleimbrei)
- am Nachmittag zwei Tassen (Früchte-)Tee
- am Abend 0,25 Liter Obst- oder Gemüsesaft bzw. Gemüsebrühe

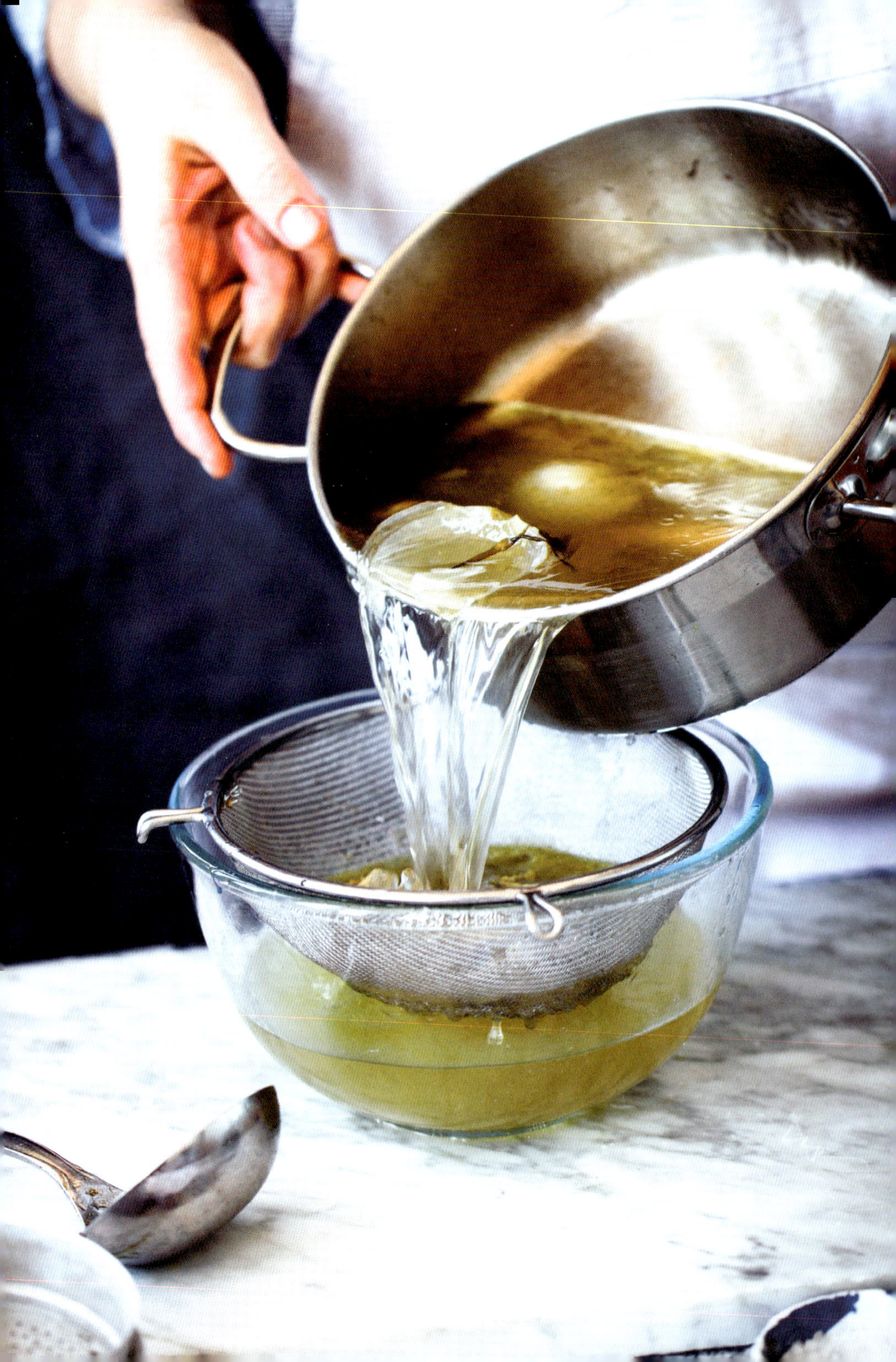

kann hier auch einen entsprechenden Kurs besuchen und seine Teekräuter selbst sammeln. Ihre Geschmacksnerven sind während des Fastens sehr sensibel und schmecken selbst kleinste Qualitätsunterschiede. Daher ist auch frisch gepresster Obst- oder Gemüsesaft am Abend die beste Wahl. Wenn Sie sich jedoch keinen Entsafter anschaffen wollen, bieten zahlreiche Reformhäuser, Drogerien, Bio- und Supermärkte gute Alternativen. Greifen Sie am besten zu den kleinen 0,3-Liter-Flaschen. So können Sie während des Fastens besser zwischen verschiedenen Sorten variieren.

Mittagessen planen und zubereiten

Ihre Hauptmahlzeit während des Fastens ist das Mittagessen. Zelebrieren Sie diese Mahlzeit und machen Sie aus jeder Gemüsebrühe ein Festessen. Das beginnt bereits bei der Zubereitung. Da es jedoch zu aufwendig bis unmöglich ist, jede einzelne Portion extra zuzubereiten, ist es sinnvoll, sich seine Kochtage bereits im Voraus auszusuchen und diese im persönlichen Fastenplan festzulegen.
Die folgenden Rezepte gelten dabei jeweils für vier Portionen. Diese können Sie vorbereiten und z. B. an zwei aufeinanderfolgenden Tagen mittags und abends oder auch an vier Tagen nur mittags zu sich nehmen. Wer während der Fastenzeit nicht kochen möchte, kann die Brühe aber auch schon zuvor vorbereiten und dann mehrere Tage im Kühlschrank lagern oder portionsweise einfrieren. Dasselbe gilt, wenn Sie während der Fastenkur bezüglich der Zutaten flexibel sein und variieren möchten.

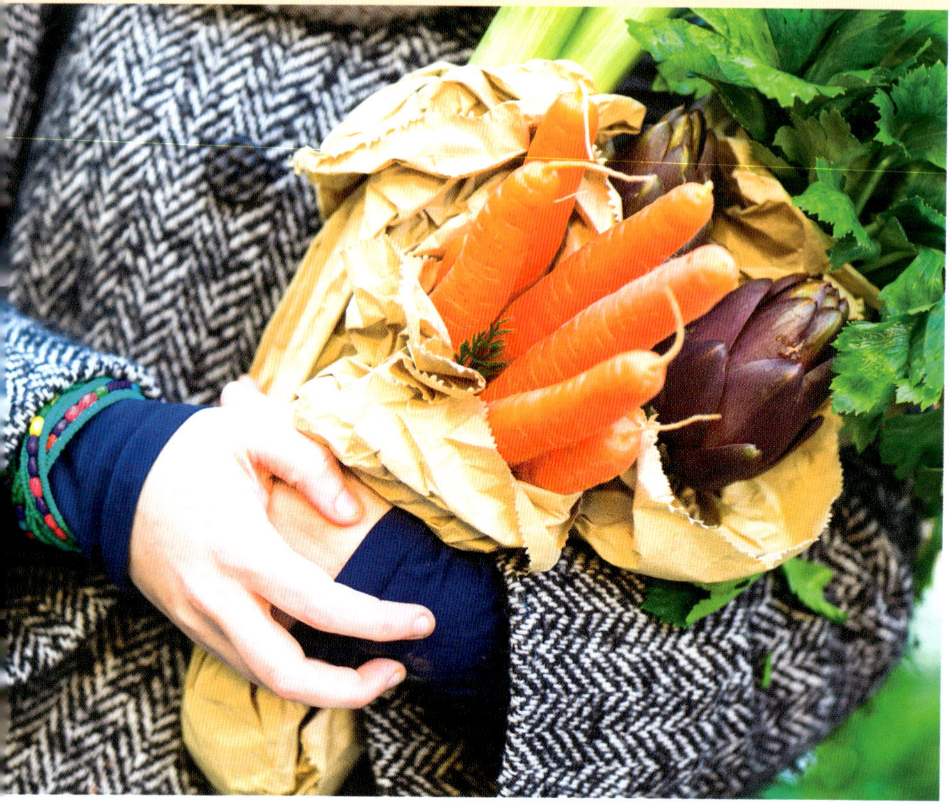

Fastenbrühen aus Gemüse

Beim Fasten sollten Sie auf Fertigprodukte nach Möglichkeit komplett verzichten. Ein Brühwürfel oder eine Instant-Suppe entsprechen nicht dem Konzept des Fastens. Denn sie sind mit zahlreichen Zusatzstoffen angereichert, die den fastenden Körper nur belasten würden. Bereiten Sie sich Ihre Fastenbrühe deshalb am besten aus frischem saisonalen und regionalem Gemüse selbst zu.
Folgendes Rezept für eine Kartoffelbrühe können Sie nach Belieben mit einem Hauptgemüse Ihrer Wahl variieren.

Kartoffelbrühe (für 4 Portionen)

250 g fest- oder mehligkochende Kartoffeln (oder ein anderes Hauptgemüse wie z. B. Karotten, Sellerie etc.), 2 Karotten, 1/2 Stange Lauch, 1/4 Sellerieknolle, etwas Petersilienwurzel, 1 l Wasser, Kümmel, Majoran und Muskatnuss, 1 Prise Salz, etwas Feinwürzmittel, frische Kräuter und/oder Gewürze

Zubereitung:

1. Gemüse gründlich waschen. Kartoffeln, Kartoffeln, Lauch, Sellerie und Petersilienwurzel zerkleinern. (Bio-Gemüse müssen Sie nicht schälen. In der Schale sitzen viele Vitamine, Spurenelemente und Nährstoffe, die auf diese Weise in die Brühe gelangen. Die feste Schale seihen Sie später ab.)
2. 1 Liter Wasser zum Kochen bringen und Gemüse zufügen. Alles zugedeckt ca. 15 Minuten garen. Topf vom Herd nehmen und Brühe durch ein Sieb streichen. Mit Gewürzen und gegebenenfalls Kräutern abschmecken.

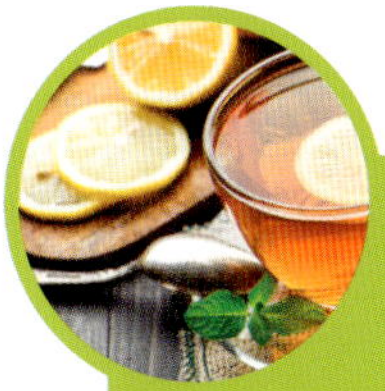

Mahlzeiten zelebrieren

Denken Sie daran: Auch das Auge isst mit! Das zunächst vielleicht spartanisch anmutende Mittagsmahl macht daher gleich viel mehr her, wenn Sie die Fastenbrühe appetitlich garnieren und den Mittagstisch schön eindecken. Gönnen Sie sich hierfür eine Blume oder einen ganzen Blumenstrauß, schönes Geschirr und eine hübsche Tischdecke. Garnieren Sie Ihre Gemüsebrühe mit vielen frischen Kräutern und Gewürzen – das sieht nicht nur ansprechend aus, es schmeckt auch sehr lecker! Besondere Akzente setzen bunte Blütenblätter auf Ihrer Fastenbrühe.

Sie können die Gemüsebrühe ganz nach Gusto, Saison und Angebot variieren. Sind Karotten Ihr Lieblingsgemüse? Dann lassen Sie die Kartoffeln einfach weg und nehmen statt zwei Karotten gleich 250 Gramm. Wollen Sie eine Selleriebrühe zubereiten? Dann ersetzen Sie die Kartoffeln durch die entsprechende Menge an Sellerie. Auch weiteren Variationen sind kaum Grenzen gesetzt. Lassen Sie sich vom saisonalen Angebot Ihrer Region inspirieren.
Nach Wunsch können Sie auch noch etwas nachwürzen. Für mehr Geschmack sind Feinwürzmittel aus dem Reformhaus eine gute Alternative zu herkömmlichen Brühwürfeln. Würzen Sie jedoch mit Vorsicht! Besonders behutsam sollten Sie beim Salzen sein. Denn durch das Fasten empfinden Sie die Brühe schnell als versalzen.

Fasten für Sensible

Obst und Gemüse sind gesund, aber nicht jeder Magen verträgt es gleich gut. Ist Ihr Magen sensibel und reagiert er empfindlich auf eine reine Trinkfastenkur mit Obstsäften und Gemüsebrühe? Dann kann das sogenannte Schleimfasten die Lösung für Sie sein. Hierbei ersetzen Sie die Gemüsebrühe zu Mittag einfach durch einen Hafer-, Reis- oder Leinsamenschleim. Die dünnflüssigen Breie sind sehr bekömmlich und wirken auf den Magen beruhigend. Auch weniger magenempfindliche Fastende können bei einer Fastenmahlzeit die Gemüsebrühe durch Schleim ersetzen und ihren Fastenplan damit stärker variieren. Hierbei können Sie sich nach folgendem Rezept richten:

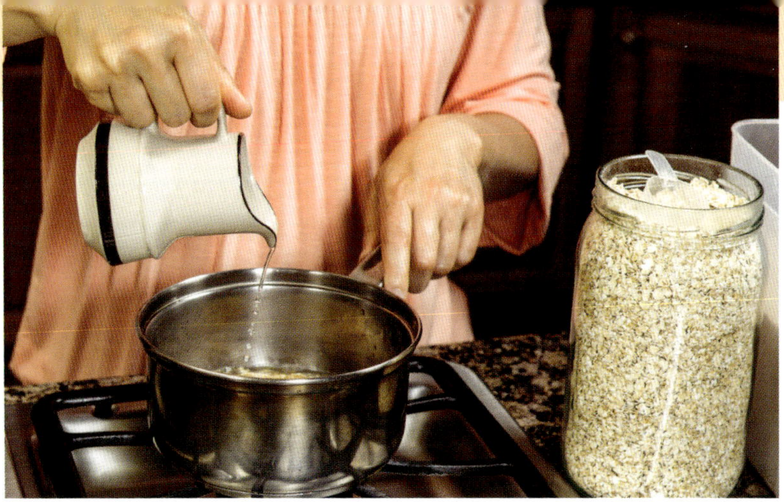

Hafer-, Leinsamen- oder Reisschleim (für 4 Portionen)

3 EL Haferflocken, 3 EL Reis oder 20 g Leinsamen, 500 ml Wasser, etwas Salz bzw. Gemüsebrühe oder Honig bzw. Obstsaft

Zubereitung:

1. Haferflocken oder Leinsamen mit Wasser ansetzen, aufkochen und ca. 5 Minuten kochen. Reis ca. 20 Minuten kochen lassen.
2. Hafer- oder Reisschleim durch ein Sieb streichen, Leinsamenschleim abschöpfen. Nach Belieben mit etwas Salz oder Gemüsebrühe würzen. Wer es lieber süß mag, gibt stattdessen etwas Honig oder Obstsaft hinzu. Löffeln Sie den Schleimbrei oder trinken Sie ihn schluckweise.

Die ersten Fastentage

Gönnen Sie sich an den ersten ein bis zwei Fastentagen besonders viel Ruhe und geben Sie sich und Ihrem Körper ausreichend Zeit, in Ihr persönliches Fastenprogramm zu finden. Am besten legen Sie hierfür einen konkreten Tagesablauf fest. Dabei sollten die Trinkmahlzeiten den Rahmen vorgeben, aber auf keinen Fall das Programm dominieren. Planen Sie auch aktive Zeiten im Wechsel mit Ruhephasen ein. Vielleicht wollen Sie mehr Sport treiben als üblich? Kein Problem, denn mit einem individuellen Konditionstraining können Sie auch während des Fastens zu einer Leistungsverbesserung gelangen. Überschätzen Sie sich aber nicht - und unterschätzen Sie auch keinesfalls die Tücken der ersten Fastentage. Bei dem einen schaltet der Körper schneller und einfacher in den Fastenmodus um als beim anderen. Hadern Sie nicht mit sich und Ihrem Körper, wenn Sie zur Gruppe der Langsameren gehören.

Die meisten Fastenden fühlen sich während der Fastenzeit besonders fit und leistungsfähig. Während des Fastens kann es aber auch schon einmal zu Problemen kommen - vor allem in der Anfangszeit. Ob Hunger, schmerzende Glieder,

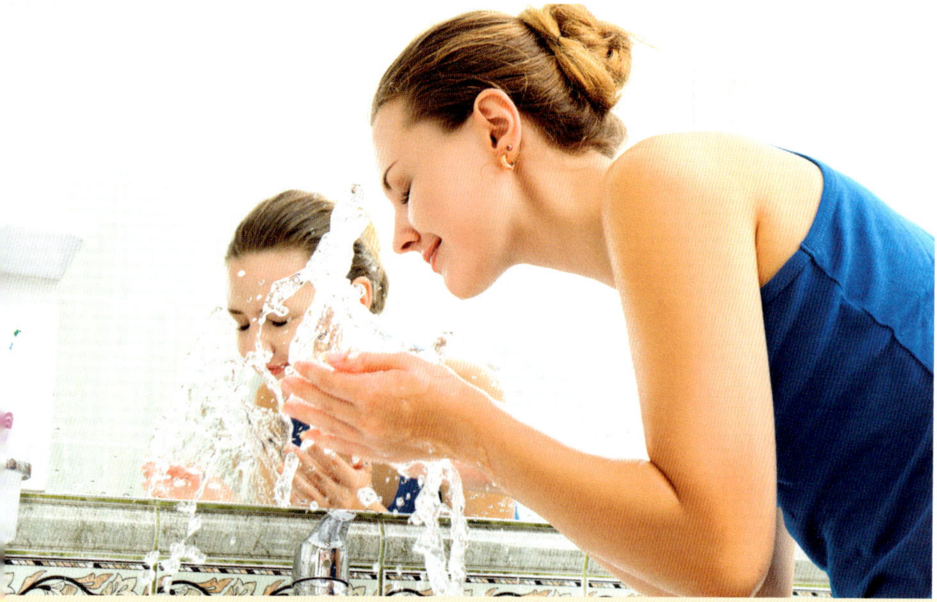

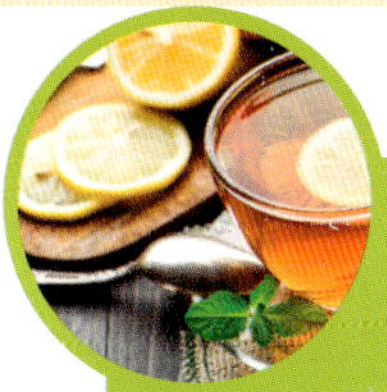

Die kalte Leibauflage nach Prießnitz

Der Landwirt Vincenz Prießnitz (1799–1851) entdeckte als Autodidakt die schmerzlindernde und entkrampfende Wirkung einer kalt-feuchten Leibauflage. Hierzu taucht man ein Drittel eines Leinentuchs in kaltes Wasser, wringt es aus und legt es so zusammen, dass sich eine nasse und zwei trockene Schichten ergeben. Mit der nasskalten Seite nach unten legen Sie die Prießnitz-Auflage auf Ihren Körper und decken sich dann warm zu. Trotz der kalten Auflage wird Ihnen schnell wohlig warm und der Körper entspannt.

Schwindel oder Schlafprobleme – all dies kann, muss aber nicht auftreten. Wie Sie diesen Schwierigkeiten begegnen können, lesen Sie im Folgenden.

Hilfe bei Hunger, Schwindel und Schmerzen

Sie verspüren am zweiten Fastentag noch immer Hunger? Dann vertreiben Sie dieses Gefühl einfach durch Wasser! Trinken Sie es langsam und schluckweise. Kauen Sie die Flüssigkeit regelrecht! Wenn das nicht ausreicht, ist Ihr Darm unter Umständen nicht vollständig entleert. Dann kann eine weitere gründliche Darmreinigung helfen. Wenn Ihnen hingegen leicht schwindelig wird, hat sich Ihr Körper noch nicht an den Blutdruckabfall durch das Fasten gewöhnt. Das Gefühl geht jedoch schnell vorüber, wenn Sie an die frische Luft gehen oder sich kaltes Wasser ins Gesicht spritzen.

Schmerzen Ihre Glieder, Ihr Rücken und Ihr Kopf? Dies kann durch die Entwässerung der Muskeln hervorgerufen werden und tritt an den ersten Fastentagen verhältnismäßig häufig auf. Dagegen hilft eine feuchtheiße Kartoffelpackung aus heißen zerdrückten Pellkartoffeln, ein ansteigendes Fußbad oder eine kalte Leibauflage nach Prießnitz.

Schlaf- und Motivationsprobleme bekämpfen

Wenn Sie während des Fastens nachts weniger und nicht mehr so tief schlafen, ist dies nicht weiter verwunderlich, denn Sie ruhen tagsüber mehr als sonst. Fünf bis sechs Stunden Schlaf reichen vielen Fastenden daher aus, um sich zu erholen. Was aber tun, wenn Sie mitten in der Nacht hellwach sind? Nehmen Sie z. B. die Bücher zur Hand, die Sie schon immer mal lesen wollten. Trainieren Sie Ihr Gehirn mit Kreuzworträtseln, Sudoku und Co. Oder schalten Sie bei

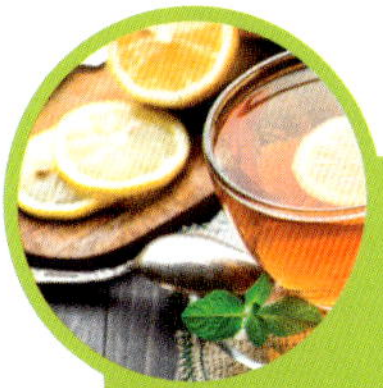

Das ansteigende Fußbad

Bei Kopf-, Rücken- und Gliederschmerzen während des Fastens kann ein wärmendes ansteigendes Fußbad helfen. Füllen Sie hierzu einen Eimer wadenhoch mit angenehm warmem Wasser. Stellen Sie nun Ihre Füße hinein und gießen Sie immer wieder heißes Wasser nach. Die Wärme breitet sich von den Füßen her in Ihrem ganzen Körper aus. Nach 15 bis 20 Minuten ist Ihnen wohlig warm. Duschen Sie Ihre Füße zum Abschluss kalt ab, um den Kreislauf anzuregen, und halten Sie die Wärme durch dicke Kleidung oder Decken im Körper.

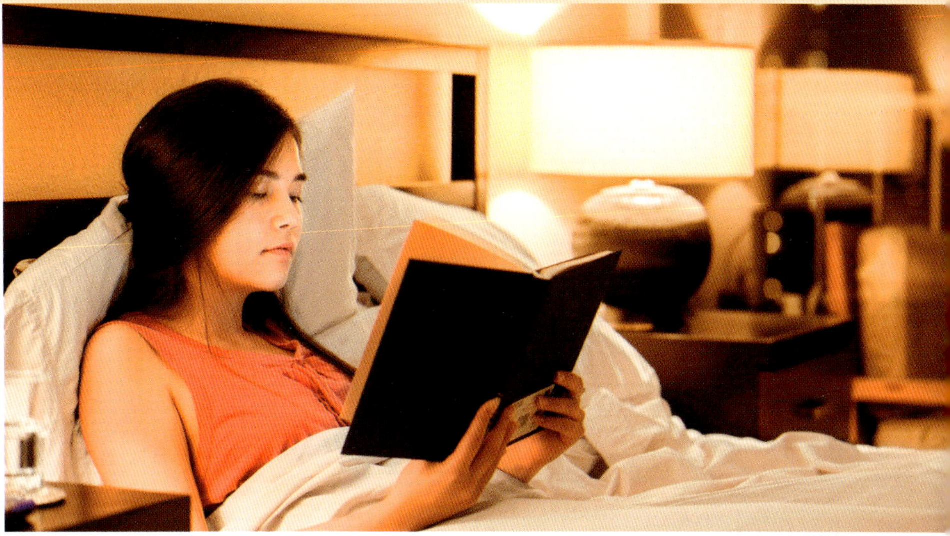

entspannender Musik und meditativen Ausmalbildern ab. Ebenso normal ist es, wenn Sie in den ersten Fastentagen Zweifel haben, ob Sie Ihr Vorhaben durchhalten können. Bleiben Sie dabei konsequent und halten Sie an Ihrem Plan fest. Spätestens ab dem dritten Fastentag merken Sie, dass Sie sich nicht zu viel zugemutet haben. Von nun an läuft das Fasten wie am Schnürchen. Ihr Körper hat die neue Lebens- und Ernährungsform angenommen und sich völlig umgestellt. Sie merken das, weil Sie sich stabil und sicher fühlen – Tag und Nacht.

Der Fastentagesplan

Manche fasten im Berufsalltag, der Ablenkung bietet und sie konsequent am Fastenvorhaben festhalten lässt. Wenn Sie hingegen in Ruhe und fern des Alltags fasten möchten, unterstützt Sie ein Fastentagesplan. Dieser gibt Ihnen Halt und setzt Eckpunkte im Tagesablauf. Schon der Start in den Tag ist hierbei wichtig! Dämmern Sie nicht einfach in den Morgen hinein, sondern legen Sie Ihre persönliche Aufstehzeit fest. Noch vor dem Aufstehen strecken Sie sich ausgiebig und signalisieren damit Ihrem Körper, dass der Tag beginnt. Räkeln Sie sich wie eine Katze, um Ihren Kreislauf in Gang zu bringen. Setzen Sie sich dann langsam auf, verschnaufen Sie kurz und steigen Sie danach erst aus dem Bett. Waschen Sie Ihr Gesicht mit kaltem Wasser und stellen Sie sich kurz ans geöffnete Fenster. Atmen Sie eine Zeit lang die frische Morgenluft bewusst durch die Nase ein und durch den Mund wieder aus. Danach ist es Zeit für Ihren Morgentee.

Zeit fürs „Frühstück"

Der Fastentag beginnt mit einem flüssigen Frühstück. Besonders wohltuend sind am Morgen Malven-, Rosmarin- oder Melissentee. Hilfreich beim Entgiften und „Entschlacken" sind auch Holunderblüten- und Lindenblütentee sowie Tee aus Wacholderbeeren, Salbei oder Pfefferminze. Wenn Sie sich etwas gestresst und aufgewühlt fühlen, können Sie stattdessen einen beruhigenden Johanniskrauttee aufbrühen. Eine ähnliche Wirkung haben Baldrian, Lavendel, Ringelblume und Weißdorn. Ein Kamillentee hingegen beruhigt bei Bedarf Magen und Darm.

Während der Tee zieht, können Sie sich im Bad frisch machen. Trinken Sie danach zwei Tassen von Ihrem Morgentee.

Denken Sie daran, dass der Tee Ihr komplettes Frühstück ist, und trinken Sie bewusst langsam und schluckweise. Nehmen Sie sich Zeit für Ihr Tee-Frühstück und gehen Sie dabei im Kopf Ihren Plan für den aktuellen Tag durch. Freuen Sie sich auf die Zeit, die Sie sich für sich und Ihren Körper nehmen.

Haben Sie Probleme, in die Gänge zu kommen und fit in den Tag zu starten? Würden Sie sich am liebsten wieder ins Bett verkriechen? Dann machen Sie etwas Morgengymnastik. Fünf Minuten reichen aus, um Ihre müden Glieder zu lockern. Alternativ können Sie Ihren Körper auch mit kaltem Wasser anregen: Duschen Sie sich erst heiß ab, dann schalten Sie das Wasser auf kalt, richten den Wasserstrahl auf die Fingerspitzen und duschen die Unterarme bis zu den Ellenbogen ab. Anschließend wiederholen Sie diese Prozedur von den Zehen bis zu den Knien. Voller Energie können Sie nun mit Ihrem Bewegungsprogramm beginnen.

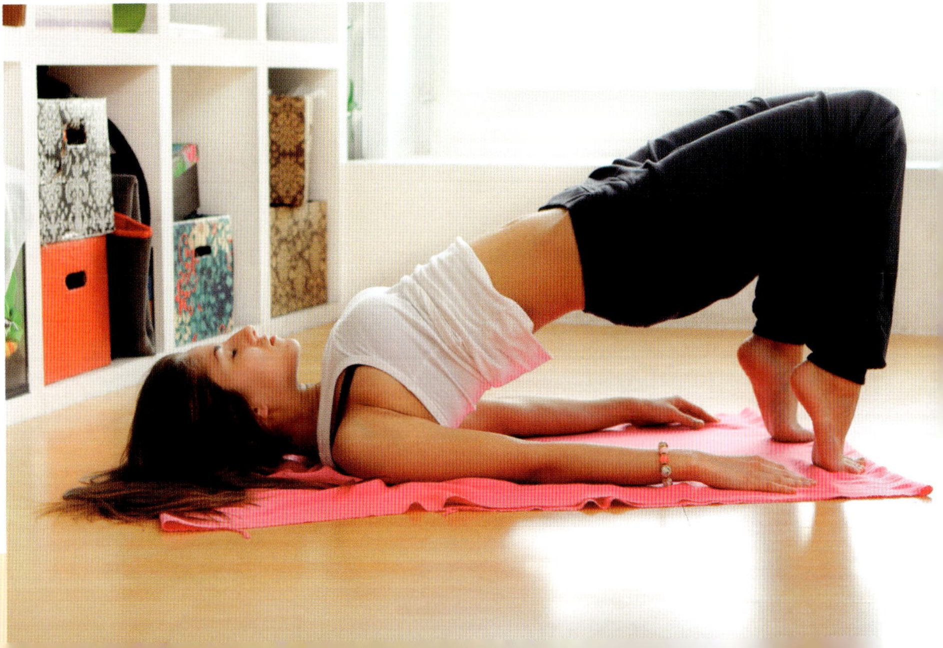

Bewegung wirkt Wunder

Sportarten, bei denen schneller Krafteinsatz nötig ist, sind während des Fastens ebenso wenig geeignet wie Leistungssport. Selbst ein kurzer Sprint zur Bushaltestelle kann Sie während des Fastens überfordern. Und auch eine zu schnell hochgelaufene Treppe bringt Sie nun leichter außer Atem. Eine Ausdauerleistung kann der fastende Körper hingegen sehr gut erbringen. Besuchen Sie hierfür z. B. ein Schwimmbad oder einen nahe gelegenen Badesee und schwimmen Sie einige Bahnen. Fahren Sie eine möglichst ebene Strecke mit dem Fahrrad. Meiden Sie dabei größere Steigungen, da diese schnell zu anstrengend werden können. Oder machen Sie eine kurze Wanderung in der näheren Umgebung.

Viel trinken und ruhen

Vergessen Sie vor, während und nach Ihrer Trainingseinheit nicht, ausreichend Wasser zu trinken. Ausreichend heißt, während des Fastens deutlich mehr, als Ihr Durst verlangt! Zu viel trinken können Sie hierbei nicht, denn überschüssige Flüssigkeit scheidet Ihr Körper früher oder später aus. Es kann zwar durchaus zu kurzfristigen Wassereinlagerungen kommen, innerhalb von wenigen Tagen baut der Körper diese jedoch wieder ab.
Vor dem „Mittagessen" legen Sie dann eine Ruhephase ein. Entspannen Sie sich mit geschlossenen Augen. Halten Sie sich dabei ausreichend warm. Vielleicht wollen Sie im Anschluss noch ein kleines Nickerchen machen oder etwas le-

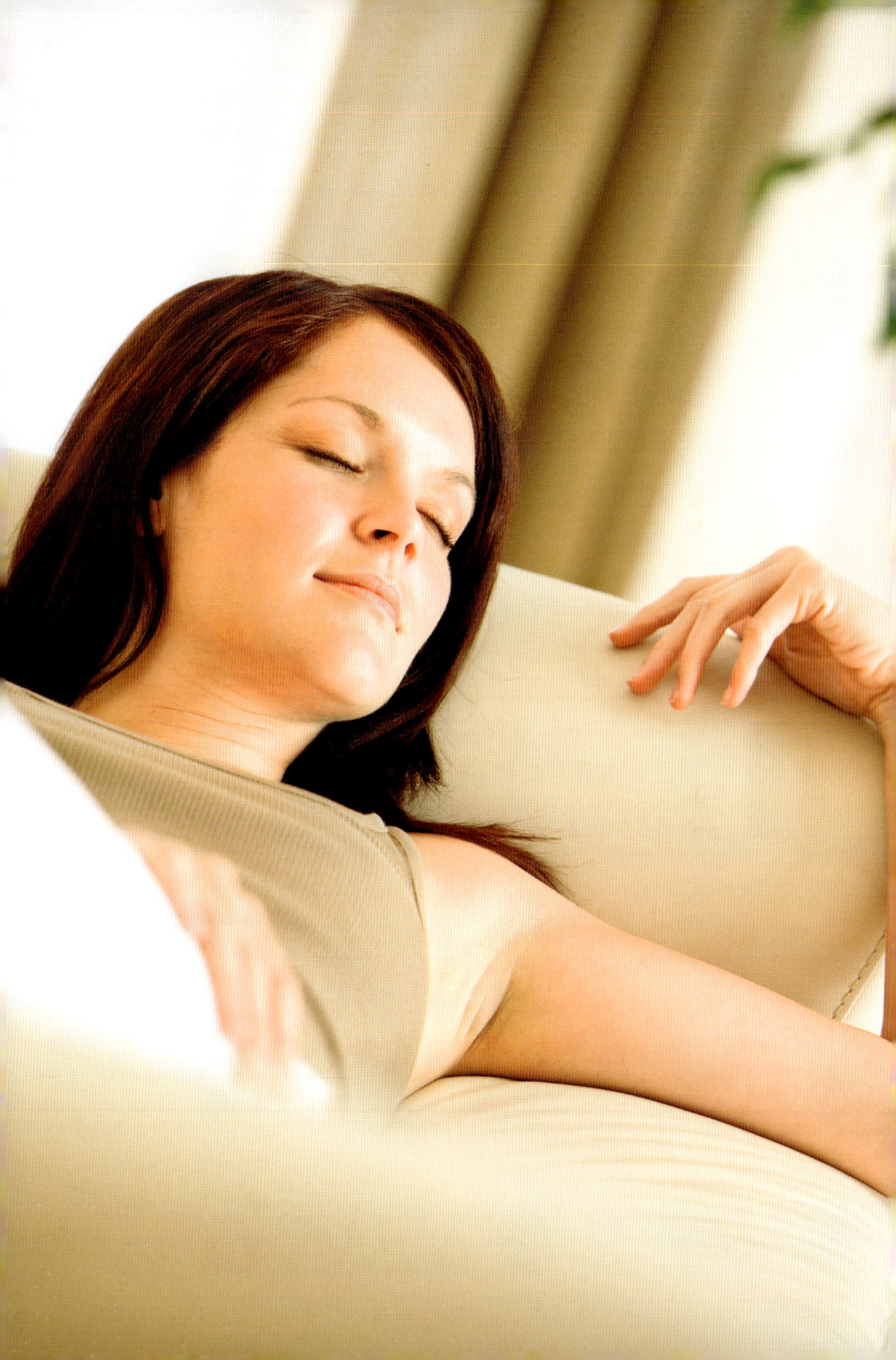

sen? Zum Mittagessen gibt es dann eine Gemüsebrühe oder einen Haferschleim. Planen Sie danach eine weitere ausgiebige Ruhepause ein, beispielsweise, indem Sie sich mit einer feuchtwarmen Leberpackung (siehe S. 136 f.) mindestens 30 Minuten hinlegen.

Entspannung finden

Am Nachmittag steht autogenes Training, Yoga, Meditation, Qi Gong oder eine andere Methode, die Sie entspannen lässt und zu innerer Ruhe bringt, auf dem Plan. Lernen Sie die Kunst der Entspannung und besinnen Sie sich ganz auf sich selbst und Ihren Körper. Konzentrieren Sie sich dabei auf eine Methode und tauchen Sie ganz in sie ein. Suchen Sie sich beispielsweise eine Gruppe, mit der Sie Ihre Erfah-

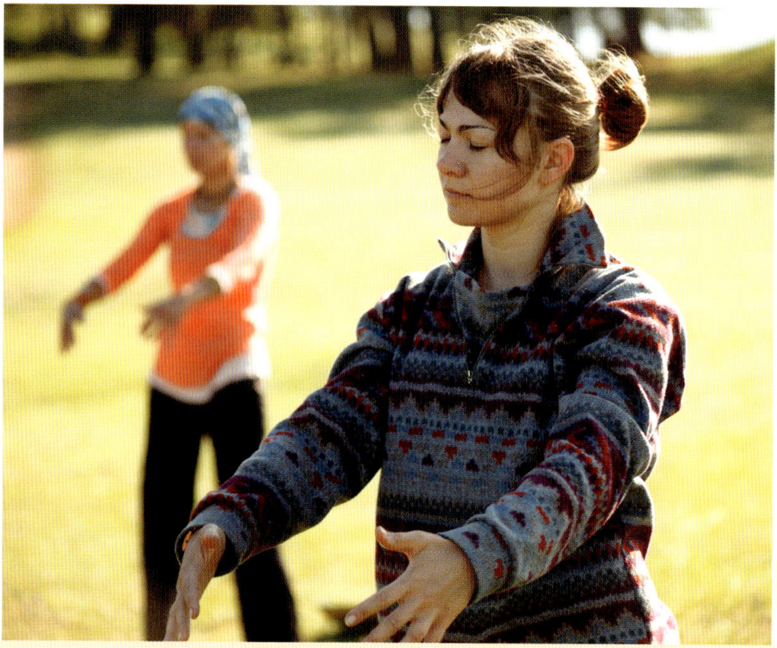

rungen teilen können. Oder führen Sie Tagebuch über Ihre Erlebnisse auf dem Weg zur inneren Selbstfindung. Erweitern Sie Ihren Horizont und probieren Sie neue Methoden zur Entspannung aus. Welcher Weg der richtige für Sie ist, müssen Sie für sich selbst herausfinden. Da Ihr Körper sich nicht um die Verdauung kümmern muss, gibt er Ihnen ungeahnte Freiräume, um zur Ruhe zu kommen.

It's Teatime!

Anschließend ist es Zeit für den Nachmittagstee. Bis ca. 16.00 Uhr können Sie beispielsweise zwei Tassen milden Schwarztee trinken, bekömmlicher ist jedoch Früchtetee aus Hagebutte oder Apfelschalen, Sanddorn oder Cranberrys. Früchtetees können auch noch später am Tag getrunken werden. Machen Sie aus Ihrem Nachmittagstee eine richtige Teezeremonie und genießen Sie die Vorfreude auf den warmen Genuss bereits beim Einschenken.

Danach ruhen Sie wieder etwas. Während des Fastens sollten Sie tagsüber mindestens dreimal einige Minuten lang bewusst ruhen. Ruhen heißt dabei, völlig zu entspannen und loszulassen. Lesen, fernsehen oder eine andere Tätigkeit, die Ihre Konzentration benötigt, ist dabei schon zu viel. Legen Sie sich zugedeckt der Länge nach an einem Ihrer Lieblingsplätze hin und schließen Sie Ihre Augen. Atmen Sie tief ein und tief aus. Lernen Sie diese absolute Ruhe zu schätzen und lösen Sie sich vom Alltag!

Vielleicht gönnen Sie sich vor dem Abendessen noch einen kurzen Spaziergang. Denn die frische Luft tut Ihnen gut und regt Ihren Kreislauf an. Am Abend trinken Sie dann Obst- oder Gemüsesaft. Gehen Sie danach früh zu Bett, aber nicht zu früh. Sie sollten dabei gut in den Schlaf finden können.

Hygiene in der Fastenzeit

Wenn Sie fasten, entgiftet und „entschlackt" Ihr Körper. Das geschieht über die Ausscheidungsorgane, aber auch über die Haut. Ihren Darm haben Sie bereits durch eine gründliche Reinigung am ersten Fastentag unterstützt. Planen Sie für mindestens jeden zweiten Fastentag eine weitere Darmreinigung ein. Oft reicht ein Glas Birnen-, Pflaumen- oder Sauerkrautsaft aus, um Ihrem Verdauungsorgan auf die Sprünge zu helfen. Wenn Sie den Eindruck haben, dass dies nicht genügt, machen Sie einen Einlauf. Aber Finger weg von Glauber- oder Bittersalz! Diese würden den Körper zu sehr belasten. Einen Einlauf hingegen (siehe S. 60) können Sie problemlos auch täglich durchführen. Stärkere Abführmittel sind dagegen auch bei nur einmaliger Verwendung während des Fastens für Ihre Darmflora problematisch. Tun Sie

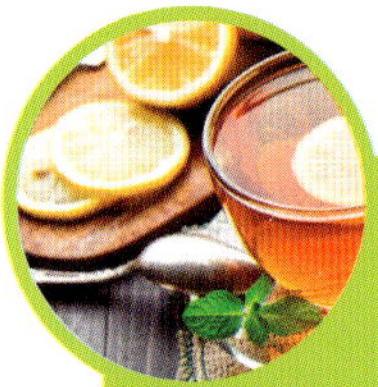

Auf Kosmetik verzichten

Die Zeit des Fastens ist kein Schönheitswettbewerb. Verzichten Sie während des Fastens daher weitestgehend auf Schminke, Puder und Cremes. Denn das Make-up behindert Ihre Haut bei der Entgiftung und „Entschlackung" und verschließt die Poren.

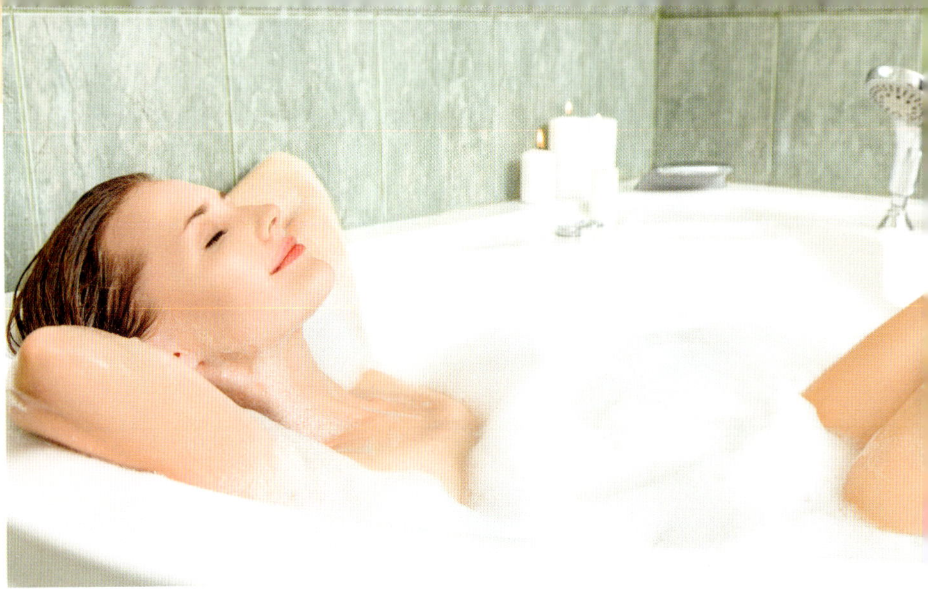

Ihrem Körper eine solche Belastungsprobe nicht an. Während des Fastens kann es außerdem dazu kommen, dass sich der Urin verfärbt. Bei manchen Fastenden wird er sehr dunkel und riecht stark. Um dies zu vermeiden, trinken Sie am besten viel Wasser. Führen Sie Ihrem Körper viel Flüssigkeit zu. Diese durchspült Ihre Nieren und Harnwege und hilft ihnen damit bei ihrer Entgiftungsarbeit.

Wohlfühlen in der eigenen Haut

Die Haut spielt beim Fasten eine große Rolle. Denn das dabei stattfindende Entgiften und „Entschlacken" kann nicht ohne das größte Organ des menschlichen Körpers funktionieren. Ein nicht unerheblicher Teil der Giftstoffe im Körper wird über den Schweiß aus der Haut geschwemmt. Hierbei kann ein schlechter Geruch entstehen. Schenken Sie der Körperhygiene während des Fastens daher besonders viel Beachtung. Baden, duschen oder waschen Sie sich, so oft Sie wollen. Achten Sie dabei jedoch darauf, sich immer ausreichend warm zu halten, damit Ihr Körper nicht auskühlt. Denn Wärme ist für Fastende besonders wichtig!

Gönnen Sie Ihrer Haut ein Wellness-Programm mit sanfter Reinigung, leichtem Peeling oder Bürstenmassagen – dabei mit der Bürste immer in Richtung Herz streichen! Abschließend verwöhnen Sie sich und Ihre Haut mit einer wohltuenden Ölmassage. Während der Fastenzeit kann sich Ihre Haut zuweilen auch trocken anfühlen. Cremes, die Ihre Poren verstopfen, sind in dieser Zeit jedoch wenig hilfreich. Pflegen Sie Ihre Haut stattdessen mit pflanzlichen Ölen. Entsprechende Produkte finden Sie in Drogeriemärkten und in der Apotheke. Verwenden Sie für Ihre Hautpflege ausschließlich biologisch-ökologische Produkte ohne synthetische Inhaltsstoffe, schließlich wollen Sie Ihre Haut nicht unnötig strapazieren. Sie werden sehen, wie das Fasten auch dem Hautbild

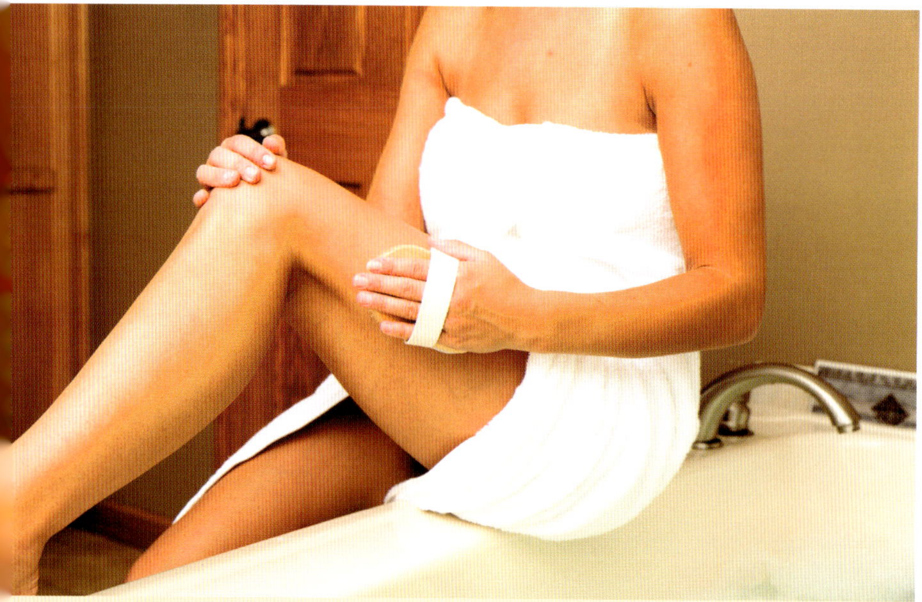

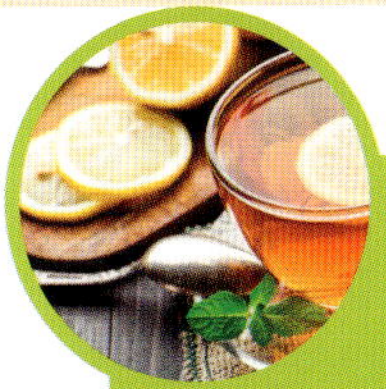

Frische Luft für Fastende

Auch über die Lunge entgiftet und „entschlackt" der fastende Körper. Folgende Tipps helfen dabei, die Lunge in dieser Funktion zu unterstützen: Gehen Sie mehrmals täglich nach draußen und atmen Sie bewusst tief ein und aus. Lüften Sie regelmäßig – mindestens einmal pro Stunde für fünf Minuten. Wenn möglich, können Sie außerdem bei geöffnetem Fenster schlafen.

guttut: Spätestens im Aufbau sind Unreinheiten verschwunden, Fältchen haben sich verringert und die Haut wirkt insgesamt straffer, elastischer und zarter.

Wichtige Mundhygiene

Auch über Ihren Mund scheiden Sie Giftstoffe aus. Wundern Sie sich daher nicht, wenn sich Ihre Zunge graugelblich, braun oder sogar schwarz verfärbt. Je nach Gift, das Ihr Körper ausscheidet, kann es zu solch ungewöhnlichen Verfärbungen kommen. Auf Ihren Zähnen und Ihrem Zahnfleisch bildet sich ein unangenehmer Belag. Dagegen hilft häufige Mundhygiene. Putzen Sie sich öfter als üblich die Zähne und benutzen Sie eine Zungenbürste zur Reinigung. Zusätzlich können Sie an einer Zitronenscheibe saugen oder frische Kräuter wie Pfefferminze, Petersilie oder Schnittlauch kauen. Das befreit zudem von Mundgeruch, der beim Fasten ebenfalls entstehen kann. Bei sehr starkem Mundgeruch einfach zwei- bis dreimal täglich einen gehäuften

Teelöffel Heilerde in einem Glas Wasser auflösen und sofort trinken. Durch die Heilerde werden schlechte Gerüche im Mund-Rachen-Raum zuverlässig vertrieben.

Abnehmen durch Fasten?

Während der Fastenzeit macht sich in der Regel ein mehr oder weniger deutlicher Gewichtsverlust bemerkbar. Denn wenn Sie in Ihrer Fastenzeit täglich nur ungefähr 250 Kilokalorien durch Säfte, Gemüsebrühe und eventuell etwas Honig zu sich nehmen, muss Ihr Körper den restlichen Tagesbedarf an Energie aus eigenen Reserven aufbringen. Diese Energie holt er sich aus gespeicherten Kohlehydraten, Eiweißen und Fetten. Die Kohlenhydrate sind in der Regel schnell aufgebraucht, wenn Sie zu fasten beginnen. Da die

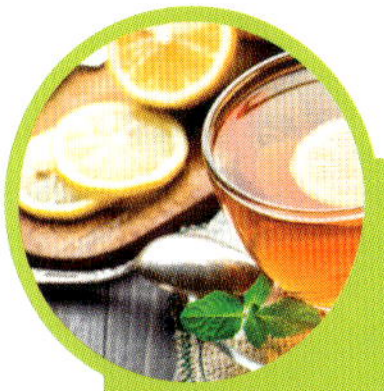

Das Gewichtsprotokoll

Wenn Sie während des Fastens nicht ungewöhnlich viel abnehmen, müssen Sie Ihr Gewicht nicht täglich kontrollieren. Viele Fastende wollen aber wissen, wie genau sich ihr Körper verändert. Dann ist ein Gewichtsprotokoll sinnvoll. Planen Sie das tägliche Wiegen dafür fest in Ihren Tagesablauf ein. Stellen Sie sich jeden Tag morgens nach dem Aufstehen und dem Toilettengang auf die Waage. Wiegen Sie sich immer im Pyjama oder immer nackt. Aber geben Sie dem Gewichtsverlust nicht zu viel Raum in Ihrem Fastenvorhaben. Fasten ist auch ohne große Gewichtsabnahme ein Gewinn!

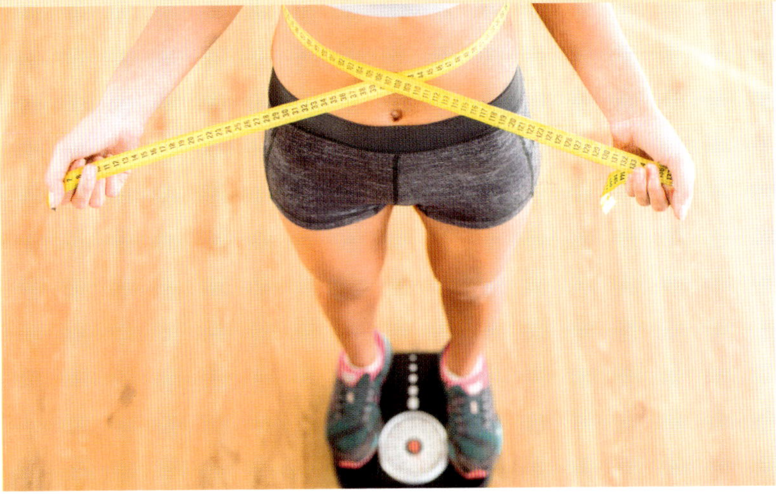

Kohlenhydratdepots innerhalb eines Tages verbraucht sind, konzentriert sich der Körper danach auf die gespeicherten Fettdepots. Wenn Sie sich jedoch nicht ausreichend bewegen und damit Ihre Muskeln vernachlässigen, greift Ihr Körper auch auf das Eiweiß der Muskulatur zurück, um Energie zu gewinnen. Bewegung verhindert den Abbau der Muskelmasse und unterstützt gleichzeitig den Fettabbau. Auf diese Weise können Sie beim Fasten täglich bis zu 500 Gramm Körpergewicht verlieren.

Fastende, die viel Wasser in ihrem Gewebe gespeichert haben, verlieren zudem besonders in den ersten Tagen einiges an Gewicht. Das liegt vor allem an der Flüssigkeit, die ausgeschieden wird. Bis zu ein Kilogramm Gewicht verschwindet so von einem Tag auf den anderen. Es kann aber auch deutlich weniger sein. Die Erfahrungswerte bei Frauen und Männern schwanken extrem stark und hängen von vielen verschiedenen Faktoren wie etwa Ausgangsgewicht, Stoffwechselaktivität, Bewegung und seelischem Zustand ab.

Manchmal stagniert die Gewichtsabnahme auch oder Fastende nehmen sogar zu. Verkrampfen Sie nicht, wenn Ihnen dies passiert. Denn wenn sich Ihr Kopf auf die Gewichtsabnahme versteift, spannt sich auch der Körper an und hält an seinen Reserven fest. Erst wenn Sie loslassen, können auch die Kilos wieder purzeln. Bewahren Sie Ruhe, wenn Ihre Waage mehr anzeigt als am Vortag. Dies kann an Wassereinlagerungen in Ihrem Körper liegen, die nach wenigen Tagen wieder verschwinden. Bleiben Sie Ihrem Fastenplan treu und trinken Sie weiterhin so viel wie möglich. Die Waage wird dann bald wieder nach unten ausschlagen. Wenn Sie die ständige Frage nach der Gewichtsabnahme zu sehr unter Druck setzt, führen Sie einfach kein Tagebuch über Ihr Gewicht. In der Regel ist es nicht nötig, das Gewicht jeden Tag zu kontrollieren. Es reicht vollkommen aus, wenn Sie sich zu Beginn und am Ende der Fastenzeit wiegen. Beachten Sie aber, dass erst das Gewicht nach der Aufbauzeit zählt. Denn da in der dritten Fastenphase die Wasserdepots im Körper wieder aufgefüllt werden, nehmen Sie im Aufbau unter Umständen bis zu einem Kilo pro Tag wieder zu.

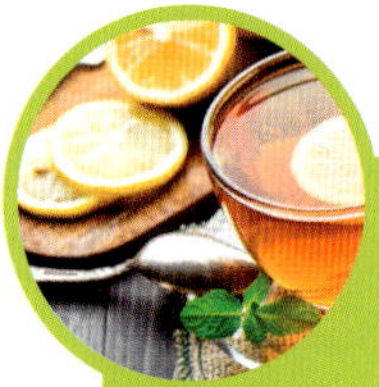

Gewicht und Gesundheit

In der Fastenzeit wird Ihr Bauchumfang kleiner. Denn Ihr Körper verbraucht das Bauchfett, um seinen täglichen Energiebedarf decken zu können. Weniger Bauchfett bedeutet gleichzeitig auch ein geringeres Herzinfarkt- und Schlaganfallrisiko – und damit mehr Gesundheit!

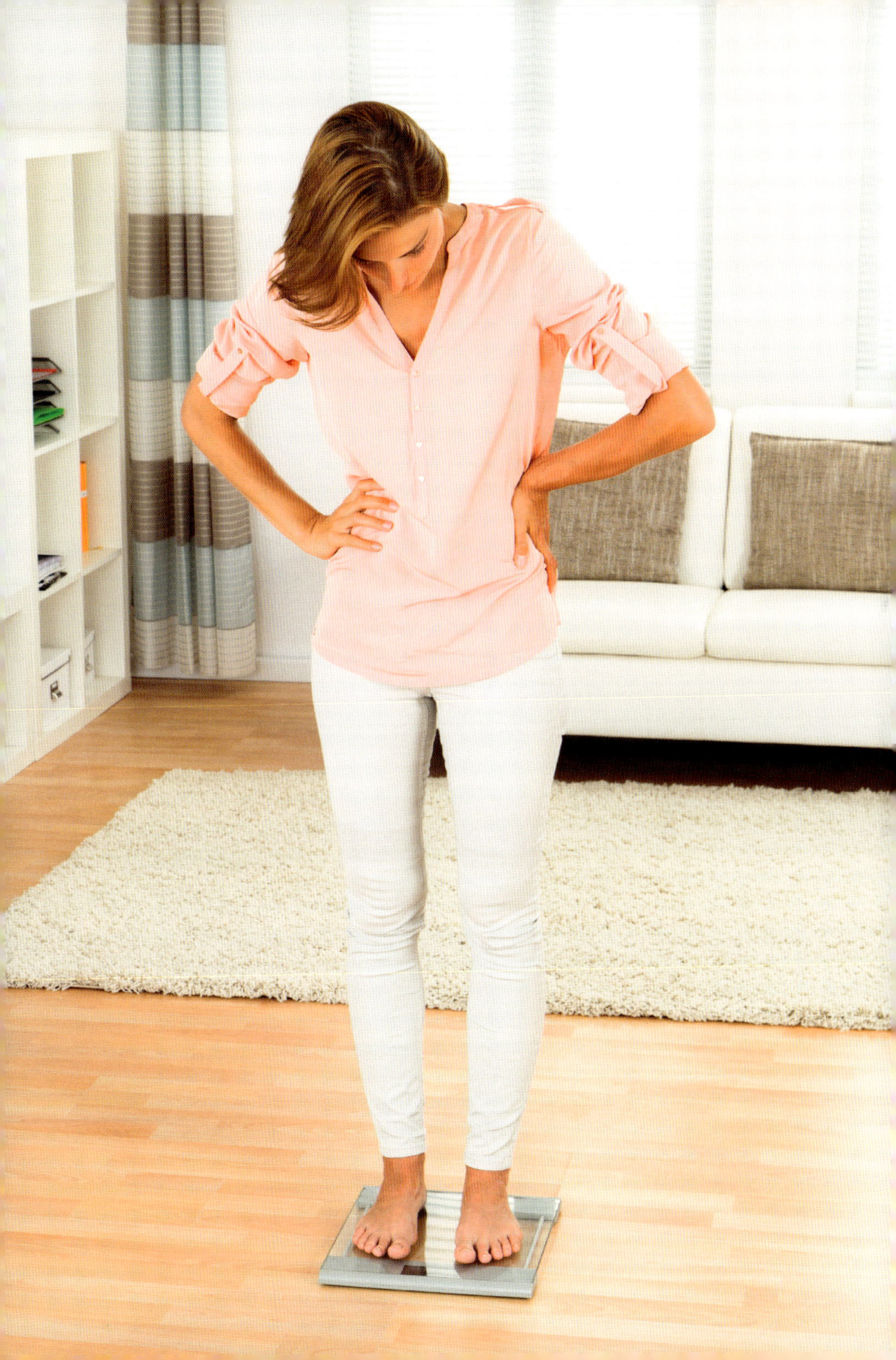

Fasten im Alltag

Nicht alle Fastenmethoden sind in allen Fällen auch alltagstauglich. Hier entscheiden vor allem individuelle Voraussetzungen darüber, wie man mit dem Fasten zurechtkommt. Aber es gibt bestimmte Fastenformen, die jedem das Fasten im Alltag erleichtern. Sei es, weil bei ihnen keine Hungergefühle auftreten oder der Mensch beim Fasten ganzheitlich gesehen wird und neben dem Verzicht des Körpers auf Nahrung auch der Entwicklung des Geistes wohltuende Beachtung geschenkt wird. Einige dieser Methoden lernen Sie im Folgenden kennen.

Basenfasten

Fasten ganz ohne Hungergefühl ist beispielsweise beim Basenfasten möglich. Sie können sich bei dieser Fastenmethode an Obst und Gemüse, bestimmten Nüssen und Kräutern satt essen. Das Basenfasten wurde 1997 von der Mannheimer Familie Wacker als Entlastungskur mit Wellnessaspekt konzipiert. In gewisser Weise müssen Sie jedoch auch bei dieser Methode verzichten – und zwar auf säurebildende Nahrungsmittel. Das sind tierische Eiweiße und Getreide. So besteht das Frühstück aus einem getreide- und damit säurefreien Müsli oder einem Smoothie. Zum Mittagessen gibt es einen Salat, eine Suppe oder beides. Abends steht ein basisches Gericht aus Gemüse auf dem Fastenplan. Damit ernähren Sie sich während Ihrer Fastenkur zu hundert Prozent basisch. Diese Methode können Sie 7 oder 14 Tage durchführen und bis zu vier Wochen verlängern.

F.-X.-Mayr-Kur

Die F.-X.-Mayr-Kur ist nach dem Kurarzt Franz Xaver Mayr (1875–1965) benannt. Er wollte die Verdauung durch eine monotone Nahrungsaufnahme optimieren: Milch und Brötchen. Bei der F.-X.-Mayr-Kur kaut man intensiv zweimal täglich zwei bis vier altbackene Weißmehlbrötchen mit etwas Milch. Durch das gründliche Kauen wird der Speichelfluss und damit die Verdauung angeregt. Dabei stellt sich ein Sättigungsgefühl ein und der Magen-Darm-Trakt kommt weitgehend zur Ruhe. Die Kur wird durch eine tägliche Darmentleerung mithilfe von Bittersalz und einer anschließenden Bauchmassage unterstützt. In der Regel dauert die Milch-Brötchen-Kur nach F. X. Mayr drei Wochen oder länger.

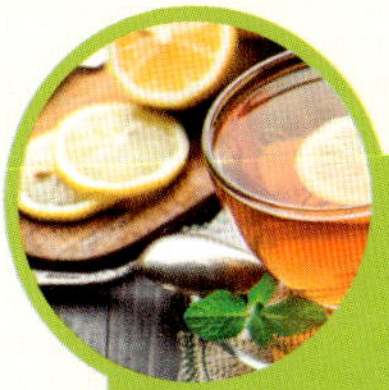

Vollkorn ausnahmsweise verboten!

Verwenden Sie bei der F.-X.-Mayr-Kur keine Vollkornbrötchen! Sie enthalten zu viele Ballaststoffe, die den Darm unnötig anregen. Schwerpunkt der Kur ist schließlich, dass der Verdauungsapparat dabei weitestgehend zur Ruhe kommt. Nach dem Fasten sollte vollwertige Kost in Ihrem Speiseplan jedoch eine große Rolle spielen.

Fasten nach Hildegard von Bingen

Bei der Fastenmethode nach Hildegard von Bingen (1098–1179) handelt es sich um ein ganzheitliches Fastenkonzept. Die Benediktinernonne Hildegard predigte das rechte Maß in allen Dingen, und dementsprechend ist auch ihr Fastenansatz zu sehen: Hildegard-Fasten bedeutet für die Dauer des Fastens einerseits Verzicht auf belastende Nahrungsmittel, andererseits aber auch Training von Körper und Geist.

Anstelle des Frühstücks ist Dinkelkaffee, Fenchel- oder Kräutertee vorgesehen. Zum Mittagessen gibt es Dinkelgrießsuppe und püriertes Gemüse. Abends stehen Gemüsebrühe, Apfelsaft und Fencheltee auf dem Plan. Doch mit der zeitweisen Ernährungsumstellung ist es beim Hildegard-Fasten noch längst nicht getan. So folgt der Tagesverlauf in der Fastenzeit einem immer wiederkehrenden Muster und beginnt stets mit Gymnastik oder einem Spaziergang. Im Anschluss wird der Geist trainiert. Nach dem Mittagessen gönnt das Hildegard-Fasten den Fastenden eine kurze Ruhephase sowie eine feuchtwarme Leberpackung. Am Nachmittag stehen wieder körperlichen Aktivitäten wie kleinere Wanderungen und Spaziergänge auf dem Programm. Und der Abend ist dem Geist beziehungsweise der hildegardschen Lehre gewidmet.

Das Heilfasten nach Hildegard von Bingen dauert gewöhnlich sechs bis zwölf Tage. Als therapeutische Maßnahme bei chronischen Erkrankungen kann es problemlos auch auf bis zu vier Wochen verlängert werden.

Neera-Kur

Die Neera-Kur ist als reine Trinkkur konzipiert und auch als Baumsirup-Zitronensaft-Kur bekannt. Sie basiert auf einem Fastendrink, der vom Amerikaner Stanley Burroughs speziell für diese Fastenmethode entwickelt wurde. Je zwei bis drei Gläser aus frischem Zitronensaft, Cayennepfeffer, reinem Wasser und Neera-Baumsirup ersetzen bei dieser Kur die drei Mahlzeiten am Tag. Sie ist ayurvedisch ausgewogen und durch die sättigende Wirkung des Drinks alltagstauglich. In ihrer klassischen Form wird sie sieben bis zehn Tage durchgeführt. Wenn Ihnen das zu lange erscheint, können Sie die Neera-Kur auch in einer Kurzversion von drei bis fünf Tagen durchführen. Oder Sie planen nur einzelne Neera-Entlastungstage in der Woche ein bzw. ersetzen einzelne Mahlzeiten durch den Fastendrink.

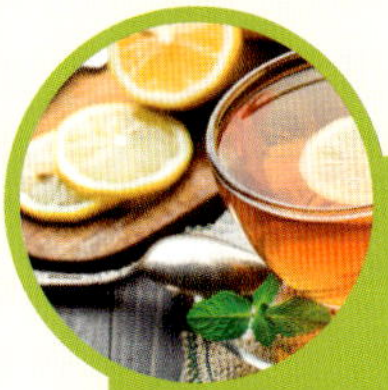

Ein amerikanischer Fastendrink

Die Wirkweise der Neera-Kur kann man erahnen, wenn man sich vor Augen führt, aus welchen Zutaten sich der Drink zusammensetzt:

- Neera-Baumsirup wird aus südostasiatischem Palm- und kanadischem Ahornsirup hergestellt und unterstützt durch seinen hohen Gehalt an Mineralstoffen und Spurenelementen den Körper beim Fasten.
- Zitronensaft lässt die Pfunde purzeln und ist reich an Vitamin C.
- Der Pflanzenstoff Capsaicin im Cayennepfeffer verbessert unter anderem die Verdauung, die Durchblutung und regt den Stoffwechsel an.

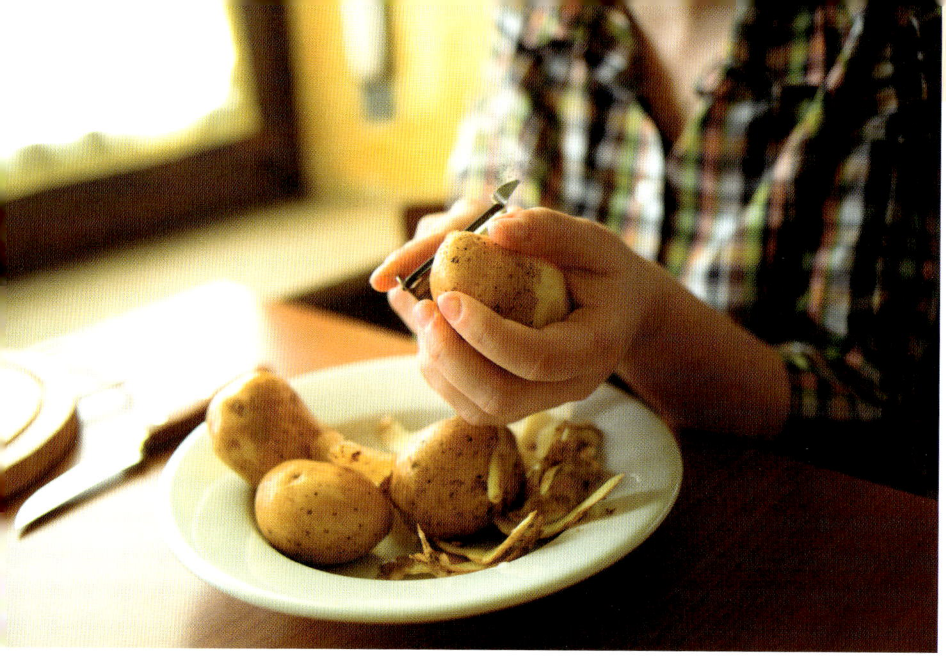

Aufbau und Nachfastenzeit

Mit den Fastentagen der zweiten Phase ist das Fasten noch lange nicht beendet! Um den Körper nicht aus dem Gleichgewicht zu bringen, ist ein schonender Aufbau wichtig. Und auch in der Zeit nach dem Fasten sollten Sie weiterhin etwas für Ihre Gesundheit tun!

Schonender Aufbau

Ebenso wichtig wie die Entlastung des Körpers in der ersten Fastenphase und das Fasten selbst ist der Aufbau in der dritten Fastenphase. Diese sollte mindestens so lang wie die Entlastungstage vor dem eigentlichen Fasten und halb so lang wie die zweite Fastenphase – also die eigentliche Fastenzeit – dauern. Je länger Sie demnach fasten, desto mehr Zeit müssen Sie auch für den Aufbau einplanen! Schenken Sie der dritten Fastenphase genau so viel Aufmerksamkeit wie dem eigentlichen Fasten. Denn im Grunde ist die Aufbauphase die wichtigste in der Fastenzeit – ist sie doch ausschlaggebend für das Endergebnis! In ihr entscheiden Sie, ob Sie zu Ihrem alten Ernährungsstil zurückkehren, ob Sie Anregungen aus Ihrer Fastenzeit annehmen oder ob Sie Ihre Einstellung gegenüber der Nahrungsaufnahme grundsätzlich und unter Umständen sogar radikal ändern wollen. In der Aufbauphase können Sie noch gut in sich und Ihren Körper hineinhören. Achten Sie darauf, dass diese Verbindung in Ihr Inneres nicht abbricht, sondern pflegen Sie sie, für sich und für Ihren Körper. Viele Fastende geraten in Gefahr, diesen engen Bezug

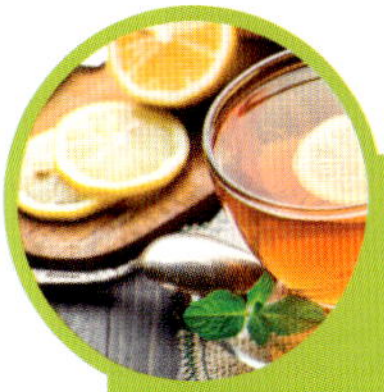

Kleines ABC der Küchenhelfer

Wenn Obst und Gemüse nach der Fastenkur ganz selbstverständlich zu Ihrer täglichen Ernährung gehören, können Sie sich deren Zubereitung mit einigen Hilfsmitteln erleichtern. So können Sie z. B. eine Gemüsebürste, eine Gemüsereibe oder einen Gemüseschäler anschaffen. Auch der Kauf eines Entsafters, einer elektrischen Zitruspresse oder eines Pürierstabs kann sinnvoll sein. Wer Gemüse besonders schonend zubereiten will, sollte auch über die Anschaffung eines Dampfgarers nachdenken.

Vergessen Sie während des Aufbaus auch das Trinken nicht. Behalten Sie hierbei Ihre Fastengewohnheit bei und trinken Sie weiterhin mehr, als es Ihr Durst verlangt. Auch jetzt noch ist es wichtig, ausreichend Flüssigkeit aufzunehmen. Denn nicht nur die Produktion von Speichel und Magensaft benötigt Flüssigkeit, auch Bauchspeicheldrüse und Galle bilden hieraus wichtige Verdauungssäfte. Außerdem müssen auch die Schleimhäute des Verdauungstrakts befeuchtet werden. Außerdem füllt der Körper in der Aufbauphase durch das zugeführte Wasser seine Reserven auf – und zwar bis zu einem Liter pro Tag. Trinken Sie daher weiterhin viel Wasser, ungesüßten Tee und stark verdünnte Obstsäfte.

Kreislauf im Schwung bringen

Ihr Kreislauf hatte während Ihrer Fastenkur viel Freizeit. Denn ungefähr ein Drittel der Kreislauftätigkeit gehen auf das Konto der Verdauung. Im Aufbau muss sich der Kreislauf daher umstellen und wieder an die Verdauungstätig-

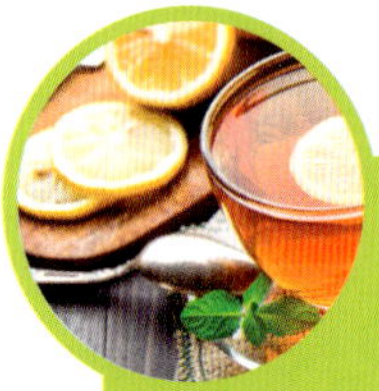

Die Kreislauf-Tücke

Wenn Sie sich nach dem Essen hinlegen und danach zu schnell aufstehen, kann Ihnen während der Aufbauzeit leicht schwindelig werden. Geben Sie Ihrem Kreislauf daher erst ein Zeichen: Dehnen und strecken Sie sich noch im Liegen, so „merkt" Ihr Kreislauf, dass er von Verdauung wieder auf Durchblutung umstellen muss.

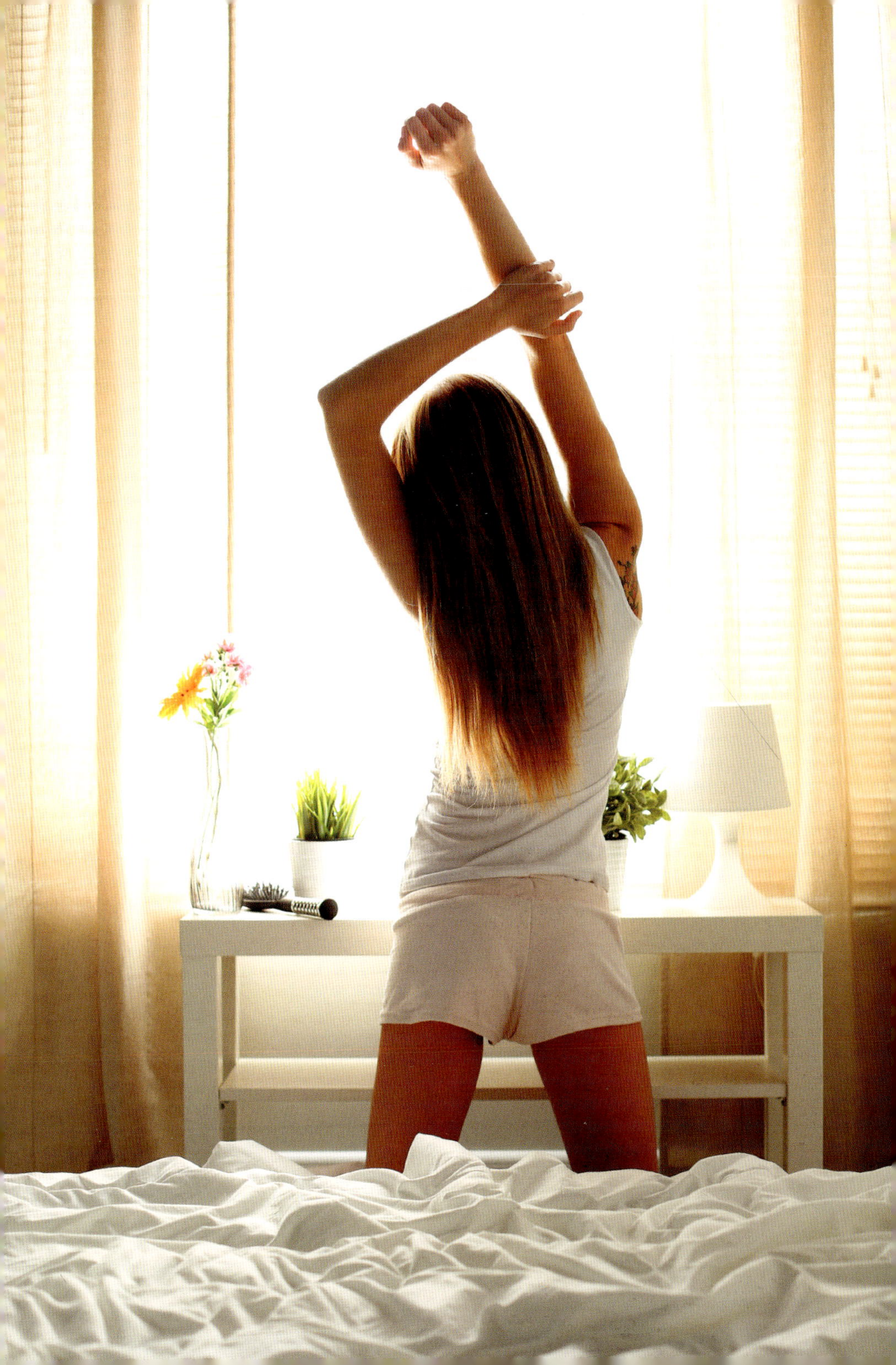

keit gewöhnen – und Sie auch! Es ist gut möglich, dass Ihre körperliche Leistung in den ersten Aufbautagen abfällt. Besonders nach den Mahlzeiten kann es vorkommen, dass Sie sich schnell müde und schlapp fühlen. Am besten planen Sie daher im Aufbau ausgiebige Ruhepausen nach dem Essen ein. Legen Sie sich dazu hin und halten Sie Ihren Körper mit einer Decke warm. Schließen Sie die Augen und entspannen Sie.

Verdauung fördern

Auch Ihr Darm hatte in der Fastenzeit „Urlaub" und muss im Aufbau erst wieder in Gang kommen. Erst wenn Ihr Darm voll ist, beginnt er zu arbeiten. Mit der ersten Darmentleerung können Sie zwischen dem zweiten und vierten Aufbautag rechnen. Dies können Sie mit natürlichen Mitteln fördern, verzichten Sie aber weiterhin auf Abführmit-

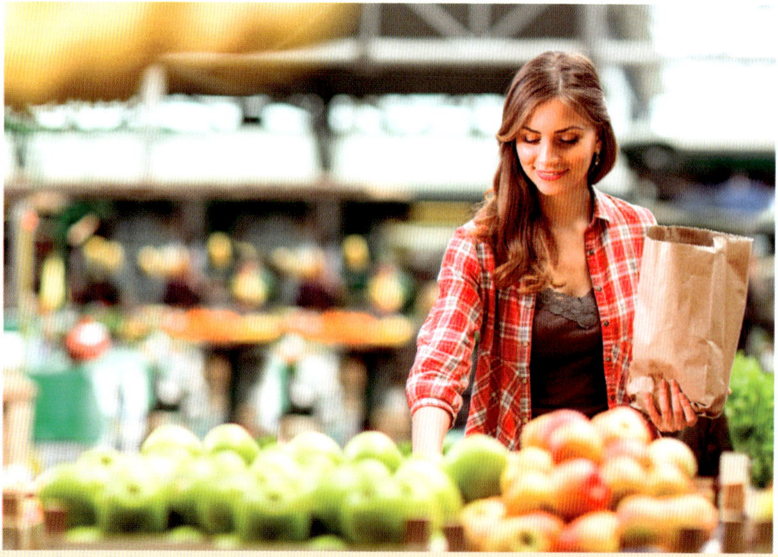

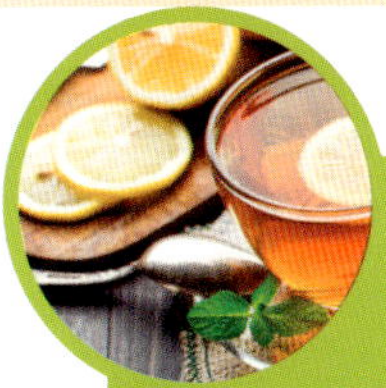

Einkaufsliste für die Aufbautage

Lesen Sie sich die Hinweise und Rezepte für die ersten beiden Aufbautage durch, machen Sie eine Liste, was Sie hierfür benötigen, und arbeiten Sie diese Einkaufsliste Schritt für Schritt ab.

tel. Die Stuhlentleerung können Sie beispielsweise durch den Verzehr von eingeweichten Backpflaumen oder Feigen unterstützen. Dasselbe gilt für Müsli und ballaststoffreiche Nahrung aus Leinsamen, Rohkost, gedünstetem Gemüse und Vollkornprodukten.

Als hilfreich gegen Verstopfung hat sich auch ein Glas Wasser am Morgen erwiesen: Trinken Sie auf nüchternen Magen ein Glas Wasser oder eine Mischung aus Wasser und Sauerkrautsaft und Ihr Darm kommt wieder in Gang! Wenn Sie trotz natürlicher Hilfsmittel und gegebenenfalls eines weiteren Einlaufs am vierten Aufbautag noch keinen Stuhlgang hatten, sollten Sie vorsichtshalber einen Arzt aufsuchen.

Einkaufen für den Aufbau

Am letzten Fastentag sollten Sie sich innerlich wieder auf eine normale Ernährung einstellen. Gehen Sie einkaufen und besorgen Sie all das, was Sie in den nächsten Tagen essen werden. Im Vergleich zu einem üblichen Einkauf für mehrere Tage mag die Einkaufsliste kurz wirken. Im Hinblick auf die Fastentage ist die Liste für den Aufbau jedoch

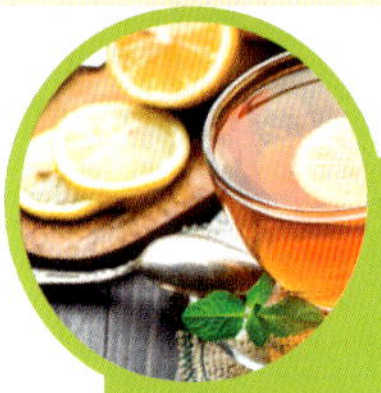

Regeln für den Aufbau

Essen Sie während der Aufbauzeit nur wenig und versuchen Sie, sich einfach und vollwertig zu ernähren. Achten Sie außerdem darauf, leicht verdauliche Nahrungsmittel zu sich zu nehmen und entscheiden Sie sich im Zweifelsfall dafür, Obst und Gemüse zu dünsten oder zu pürieren, um ihr Verdauungssystem nicht zu überfordern.

sehr vielseitig und es wird Ihnen große Freude bereiten, mit ihr auf den Wochenmarkt, ins Obst- und Gemüsegeschäft und in den Supermarkt zu gehen. Besonders achten sollten Sie beim Einkaufen auf Bio- und Vollkornprodukte. Denn je natürlicher, desto besser! Viele Zusätze wie beispielsweise Konservierungsmittel in herkömmlichen Lebensmitteln würden Ihren Körper in der Aufbauzeit zu sehr belasten. Um zu vermeiden, dass neue Gifte und „Schlacken" eingelagert werden, lohnt sich die Investition – und das nicht nur an den Aufbautagen!

Erster Aufbautag

Wenn man während des Fastens keinen Hunger verspürt und sich auch in einer mental stabilen Situation befindet, kann das Fasten fast süchtig machen. Seien Sie jedoch vorsichtig, wenn Sie die Fastendauer verlängern möchten. Besprechen Sie sich mit Ihrer Familie, Ihren Freunden und

Bekannten. Prüfen Sie, ob der äußere Rahmen geeignet ist, das Fasten auszudehnen und ziehen Sie gegebenenfalls einen Arzt zurate.

Genuss, aber ohne Genussmittel!

Genuss ist im Aufbau nicht verboten, aber er sollte in Maßen geschehen. Einige Genussmittel sollten Sie während dieser Zeit weiterhin meiden. Denn viele Genussmittel wie beispielsweise Kaffee wirken nach dem Fasten um ein Vielfaches stärker als vor dem Fasten. Ihr Nervensystem ist sensibler geworden und Ihr Geschmackssinn reagiert auf viele Substanzen nun deutlich empfindlicher. Wenn Sie auf Ihren Kaffee am Morgen oder am Nachmittag nicht länger verzichten möchten, sollten Sie ihn daher stark verdünnen. Auch Nikotin sollten Sie im Aufbau weiter meiden. In der Fastenzeit konnte sich Ihre Lunge zwar von vielen Altlasten befreien, Teerpartikel finden den Weg in das gereinigte

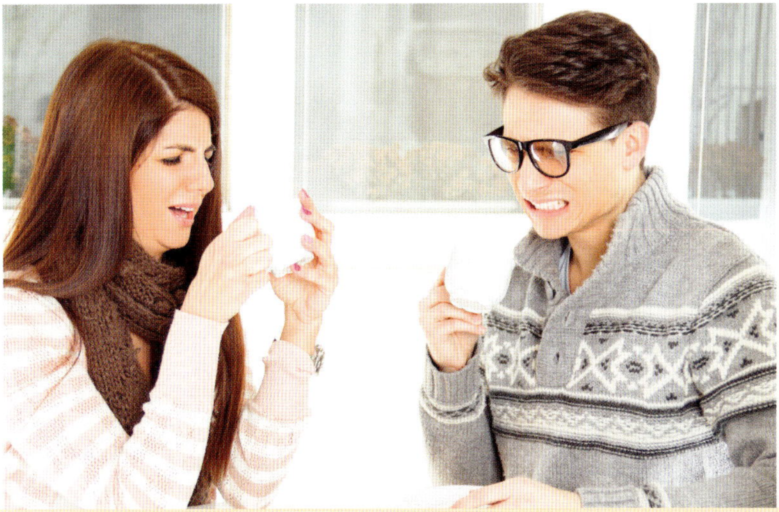

Atemorgan aber schnell und setzen sich sofort erneut fest. Trinken Sie im Lauf der Aufbautage auch keinen Alkohol. Ihre Leber hatte während des Fastens Schonzeit und das sollte beim Aufbau so bleiben. Bereits kleine Mengen an Alkohol können Sie nun betrunken machen und Ihre Leber nachhaltig schädigen.

Morgens und vormittags

Während die einen das Fastenbrechen hinausschieben, können die anderen es gar nicht abwarten. Zwar kann hierbei Hunger nicht die Ursache sein, doch Appetit oder einfach die simple Lust am Essen spielen hier eine Rolle. Lassen Sie sich am ersten Aufbautag dennoch Zeit und bleiben Sie Ihrem Fastentagesablauf vorerst noch treu. Vollziehen Sie Ihr Aufsteh- und Morgenritual wie an den vorhergehenden Tagen mit zwei Tassen Morgentee. Erst im Laufe des Vormittags brechen Sie das Fasten. Denken Sie bis dahin daran, weiterhin viel Wasser zu trinken. Und regen Sie Ihren Kreislauf noch einmal vor dem Fastenbrechen mit Gymnastik, einer anderen Sportart oder einem Spaziergang an der frischen Luft an.
Auch wenn es zunächst einmal nur ein Apfel ist, den Sie verspeisen, sollten Sie den Moment des Fastenbrechens voll auskosten: Waschen Sie den Apfel gründlich, entfernen Sie das Kerngehäuse und schneiden Sie ihn in kleine Schnitze. Etwas bekömmlicher für Magen und Darm können Sie den Apfel machen, indem Sie ihn kurz andünsten. Dann wird auch der verführerische Apfelgeruch noch intensiver.

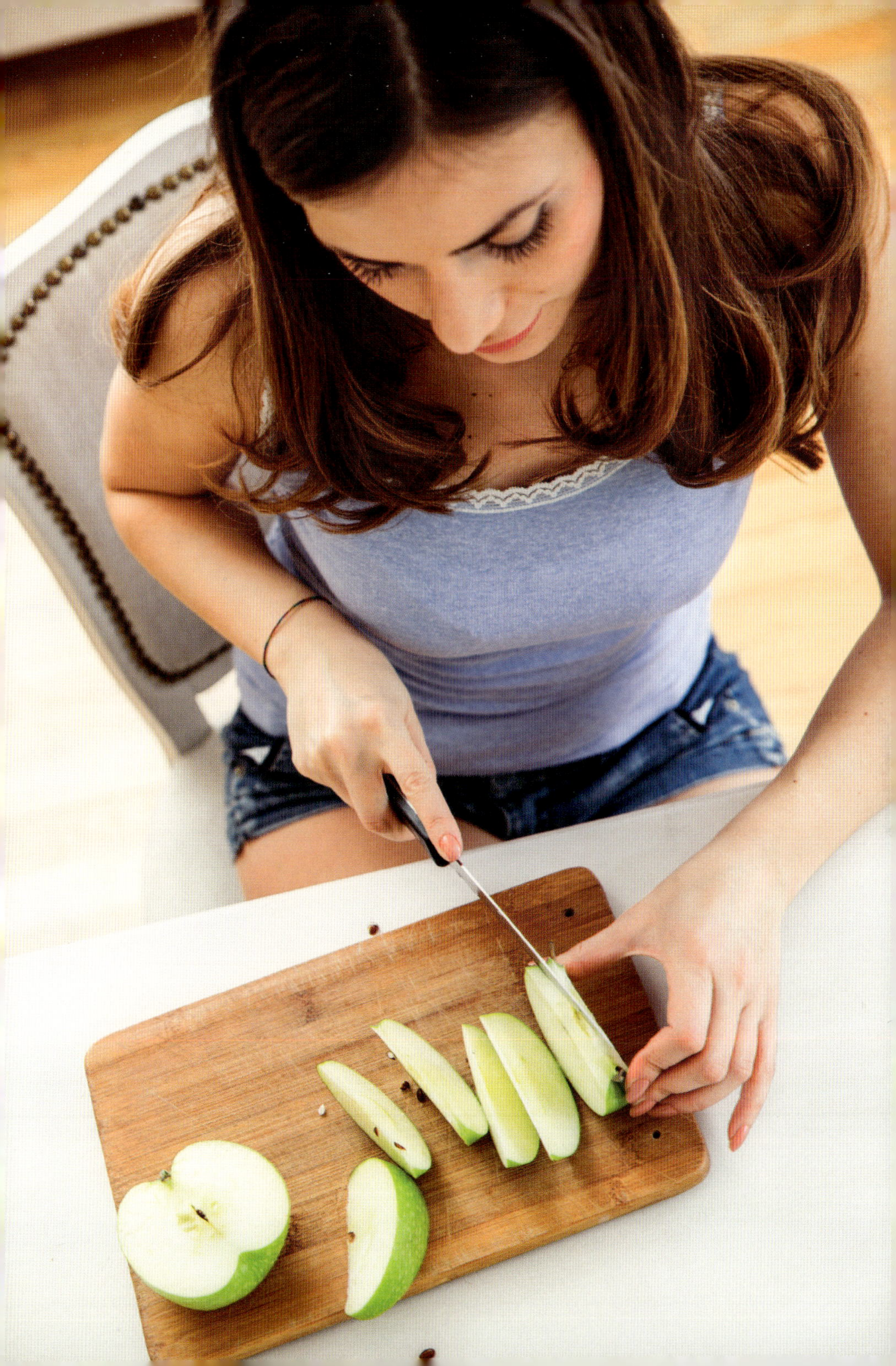

Bereiten Sie nun den Tisch für das Fastenbrechen vor. Stürzen Sie sich nicht auf Ihre erste Mahlzeit, sondern nehmen Sie sich viel Zeit. Decken Sie den Tisch schön ein, servieren Sie den Apfel auf einem dekorativen Teller und genießen Sie beim Kauen jeden Bissen. Kauen Sie die Apfelschnitze dabei gründlicher als sonst. Dadurch wird der Speichelfluss angeregt und die Verdauung erleichtert. Fühlen Sie sich bereits nach einem halben Apfel gesättigt? Dann müssen Sie auch nicht aufessen! Diese Regel aus der Fastenzeit sollten Sie auch in der Folgezeit beibehalten. Ruhen Sie sich danach aus und lassen Sie Ihren Kreislauf seinen Beitrag zur Verdauungsarbeit ungestört aufnehmen.

Lassen Sie sich Zeit

„Nach dem Essen sollst du ruhen!" sollte Ihr Leitspruch für die Aufbautage sein. Der Apfel am Vormittag hat Ihrem Körper bereits signalisiert, dass er die Verdauungstätigkeit wieder aufnehmen muss. Noch ist der metabole Stoffwechsel jedoch nicht vollständig angelaufen. Längere Ruhephasen nach den Mahlzeiten helfen dem Körper daher bei der Umstellung.

In dieser Zeit haben Sie Raum, Ihre Erfahrungen während des Fastens noch einmal Revue passieren zu lassen. Was hat Ihnen gutgetan, was ist Ihnen schwergefallen? Vergleichen Sie Ihre Empfindungen an den Aufbautagen mit Ihren Aufzeichnungen im Fastenprotokoll. Oft passen die Gefühle, die Sie im Laufe des Fastens hatten, nicht mehr mit dem zusammen, was Sie nun empfinden.

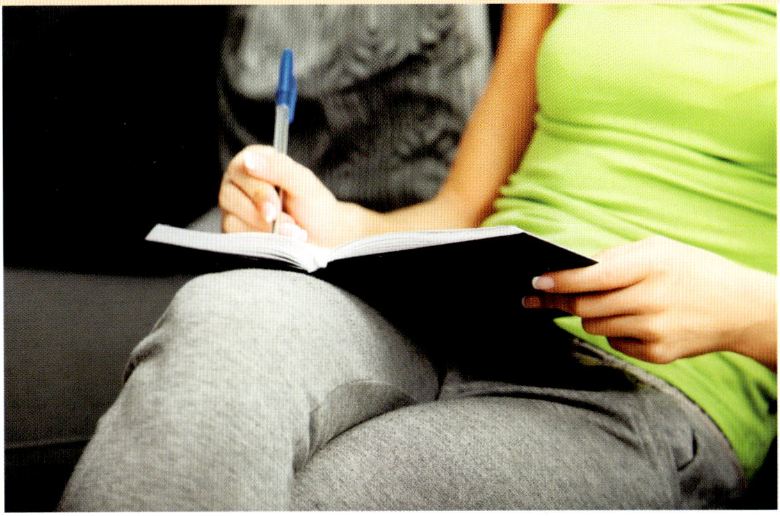

Manchmal kann es auch zu sogenannten Fasten-Nachwehen kommen: Alte Beschwerden stellen sich dabei wieder ein und die Entbehrungen des Fastens scheinen keine Wirkung zu zeigen. Lassen Sie sich jedoch nicht täuschen: Meistens ist am nächsten Morgen schon wieder alles in Ordnung. Ihre Beschwerden verlieren sich während der Aufbautage immer mehr in einem zunehmenden Wohlergehen und einer positiven Gesamtbilanz.
Bleiben Sie an Tag eins und zwei nach dem Fasten noch im Schongang. Dann kann es langsam wieder losgehen. Vermeiden Sie nach Möglichkeit bis zum Ende Ihres Aufbaus Tätigkeiten, die Höchstleistungen von Ihnen erfordern.

Mittagessen

Am ersten Aufbautag gibt es zum Mittagessen eine bekömmliche Gemüsesuppe. Hierbei können Sie nach folgendem Rezept vorgehen:

Gemüsesuppe (für 1 Portion)

1 kleine Kartoffel, 1 kleine Karotte, 1/2 Stange Lauch, 1 Stück Knollensellerie, 250 ml Wasser, Gewürze, frische Kräuter, Salz

Zubereitung:

1. Gemüse schälen, waschen und in mundgerechte Stücke zerkleinern. Wasser zum Kochen bringen und Gemüse darin ca. 15 Minuten garen.
2. Suppe mit Gewürzen, Kräutern und einer Prise Salz abschmecken. Sie erleichtern sich und Ihrem Körper die Arbeit, wenn Sie die Suppe zusätzlich pürieren.

Auch für die Mittagssuppe sollten Sie sich ausgiebig Zeit nehmen. Essen Sie Ihre Suppe, ohne dabei auf die Uhr zu sehen. Sie haben keinen Zeitdruck, schon gar nicht beim

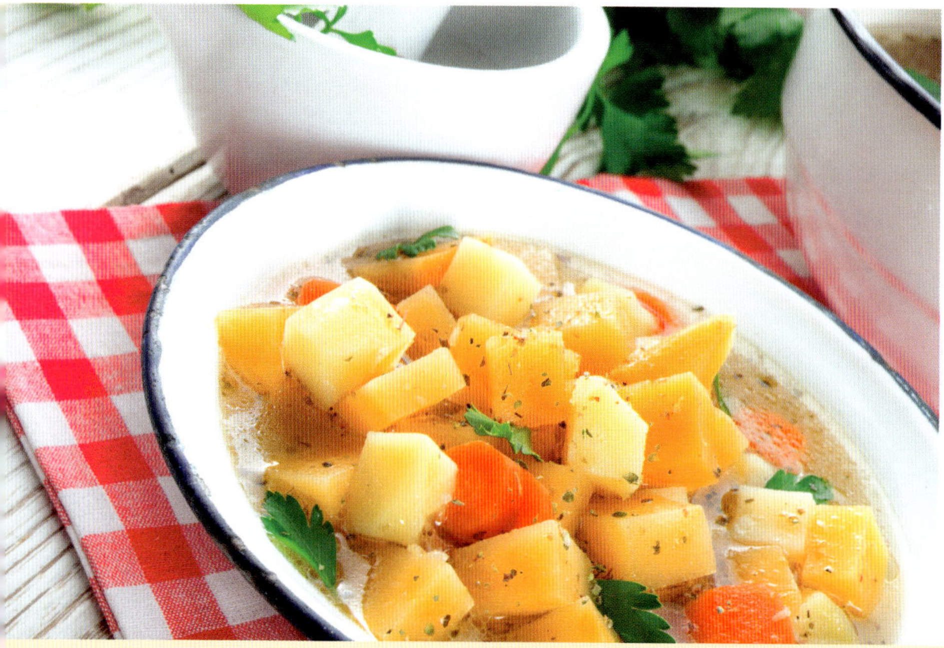

Essen! Kauen Sie jeden Bissen mindestens 35 Mal. Feste Stücke werden so im Mund bereits zu einem flüssigen Brei und Ihr Magen hat später weniger zu tun. Genießen Sie Ihre Suppe schweigend. Auf diese Weise erhält die Nahrungsaufnahme die nötige Aufmerksamkeit, Sie sind nicht abgelenkt und können so besser auf die Zeichen Ihres Körpers reagieren. Ihr Magen kann Ihnen auf diese Weise außerdem besser signalisieren, wann er gesättigt ist. Damit vermeiden Sie es, zu viel zu essen und beugen Blähungen vor. Blähungen entstehen auch durch Luft, die beim Reden während des Essens in den Magen-Darm-Trakt gelangt. Schweigend zu essen hat also mehrere gute Gründe.

Nachmittags und abends

Auch an den Aufbautagen trinken Sie am Nachmittag viel Wasser sowie zusätzlich zwei Tassen Früchte- oder Kräutertee. Das Abendessen am ersten Aufbautag besteht aus einer Suppe, einer Scheibe Knäckebrot (am besten Vollkornknäckebrot) und einem Glas Buttermilch, angereichert mit

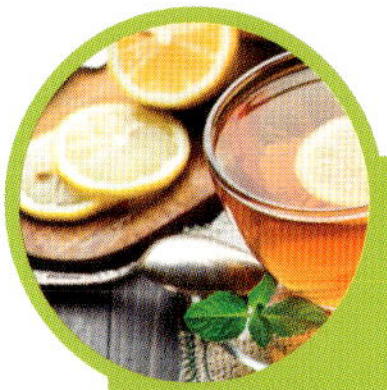

Gemüsebrühe in Würfeln

Die meisten Suppenrezepte in der Aufbauzeit basieren auf Gemüsebrühe. Wenn Sie aus Zeitgründen darauf verzichten müssen, sie selbst herzustellen, sollten Sie Brühwürfel oder -pulver verwenden, die frei von Geschmacksverstärkern wie Glutamat und Guanylat sind, um Ihren Körper nicht unnötig zu belasten.

einem Teelöffel Leinsamen. Für die Suppe können Sie sich an folgendem Rezept für eine leckere Tomatensuppe orientieren:

Tomatensuppe (für 1 Portion)

250 g Tomaten, 1 Zwiebel, 1 TL Öl, 250 ml Brühe, Gewürze nach Wahl, etwas Tomatenmark, frische Kräuter

Zubereitung:

1. Tomaten waschen, Stielansätze entfernen und Tomaten würfeln. Zwiebel schälen, halbieren und eine Hälfte zerkleinern (die zweite Hälfte können Sie für Ihre Getreide-Gemüse-Suppe am zweiten Aufbautag verwenden!).
2. Tomaten und Zwiebel in einem Teelöffel heißem Öl ca. 10 Minuten weich dünsten. Brühe aufkochen. Masse durch ein Sieb passieren und in die kochende Brühe geben. Gewürze und Tomatenmark zugeben und mit frischen Kräutern bestreuen.

Denken Sie am Abend des ersten Aufbautags daran, für den nächsten Morgen ein bis zwei Backpflaumen (oder getrocknete Feigen) in etwas Wasser einzuweichen.

Der zweite Aufbautag

Ab jetzt wird die Aufbaukost immer reicher. Am zweiten Aufbautag können Sie bereits ein kleines Morgen-Menü, feste Kost zu Mittag und ein Abend-Menü zu sich nehmen. Nach wie vor gilt es dabei, sich für das Essen Zeit zu nehmen.

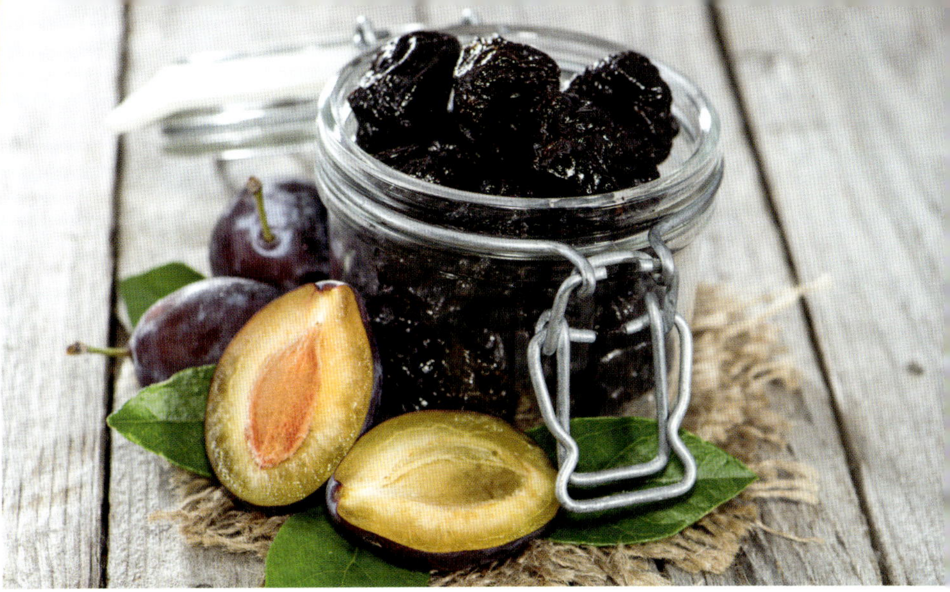

Morgen-Menü

Beginnen Sie den zweiten Aufbautag mit einem Glas Sauerkrautsaft oder Molke. Dies regt die Verdauung an. Essen Sie dazu die am Vorabend eingeweichten Trockenfrüchte. Lassen Sie sich für jeden Schluck und jeden Bissen Zeit. Heute gibt es einen zweiten Gang zum Frühstück: Wählen Sie zwischen Weizenschrotsuppe und Kräuterquark mit Knäckebrot. Die Weizenschrotsuppe bereiten Sie folgendermaßen zu:

Weizenschrotsuppe (für 1 Portion)

2 EL fein geschroteter Weizen, 250 ml Wasser, Salz, frische Kräuter

Zubereitung:

Weizen in einem Kochtopf erwärmen. Bevor er anbräunt, Wasser zugießen und Suppe einmal aufkochen lassen. Bei geringer Wärme ca. 10 Minuten quellen lassen. Suppe mit etwas Salz und Kräutern abschmecken.

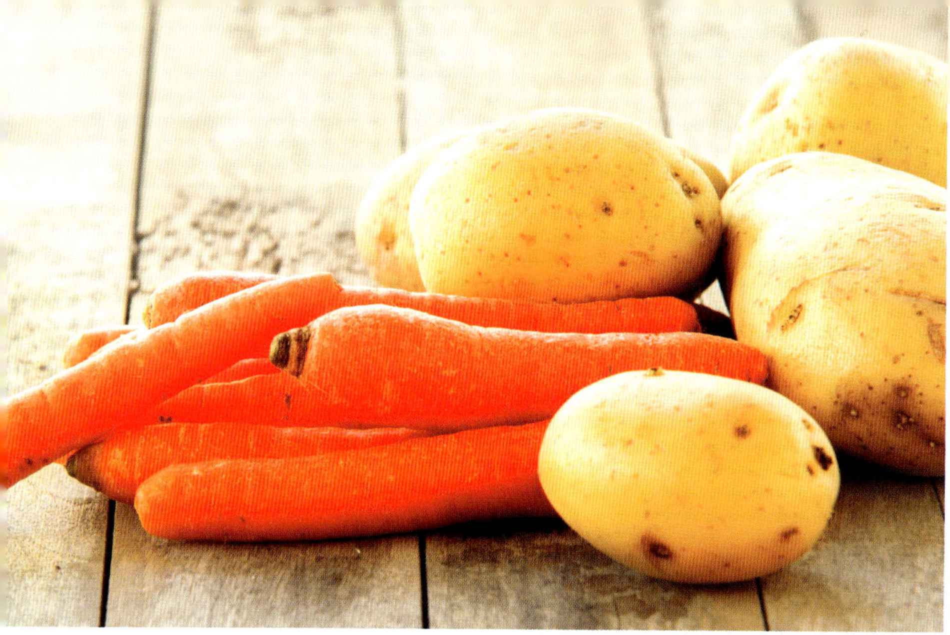

Für ganz Hungrige reicht eine Weizenschrotsuppe am zweiten Aufbautag zum Frühstück schon nicht mehr aus. Sie können sich aus 50 Gramm Quark, etwas Salz und frischen Kräutern einen schmackhaften Kräuterquark zubereiten. Genießen Sie ihn mit zwei Scheiben Knäckebrot.

Vormittags und mittags

Trinken Sie im Laufe des Vormittags an den Aufbautagen viel Wasser! Zu Mittag essen Sie Pellkartoffeln mit Karottengemüse und Salat.

Pellkartoffeln mit Karottengemüse und Salat (für 1 Portion)

3 kleine Kartoffeln, 100 g Karotten, etwas Kümmel, Wasser oder Gemüsebrühe, Salz, frisch geriebener Muskat, 2 TL Sonnenblumenöl, etwas frisch gehackte Petersilie, 1 Kopf Salat, Pfeffer, 1/2 TL Zitronensaft, etwas frisch gehackter Schnittlauch

Zubereitung:

1. Kartoffeln und Karotten gründlich waschen. Am besten funktioniert dies mit einer Gemüsebürste. Karotten in dünne Scheiben schneiden. Bei Bio-Kartoffeln können Sie die Schale durchaus mitessen. Das gilt auch für Bio-Karotten. Möhren, die möglicherweise mit chemischen Mitteln gegen Parasiten gespritzt wurden, müssen Sie zuvor schälen.
2. Kartoffeln mit etwas Kümmel je nach Größe ca. 20–25 Minuten in ausreichend Wasser dünsten. Karottenscheiben ca. 10 Minuten in 3 Esslöffeln Wasser oder Gemüsebrühe garen. Gemüse durch ein Sieb abgießen und mit Salz und Muskatnuss würzen. 1 Teelöffel Sonnenblumenöl unter die Karottenscheiben rühren und mit frisch gehackter Petersilie bestreuen.
3. Gewaschenen, zerpflückten und trocken geschleuderten Salat vierteln. Ein Viertel kommt in die Salatschüssel, drei Viertel in das Gemüsefach im Kühlschrank für die nächsten Aufbautage.

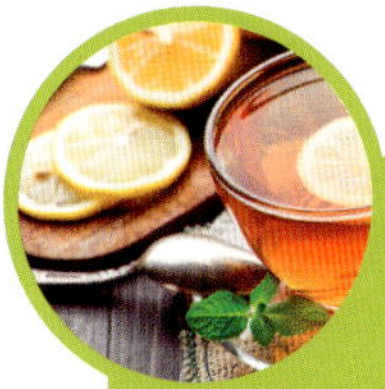

Gemüse richtig säubern

Gemüse ist gut, Biogemüse noch besser. Aber alles Gute ist nur dann wirklich gesund, wenn es vor dem Verzehr gründlich gesäubert wird. Im Folgenden hierzu einige Tipps:

- Waschen Sie Kartoffeln und Karotten stets unter laufendem Wasser!
- Halbieren Sie Lauchstangen der Länge nach und waschen Sie sie gründlich zwischen allen Blättern.
- Blattsalate und Feldsalat immer in stehendem Wasser reinigen, am besten mehrmals hintereinander. Auf diese Weise wird der Sand vollständig ausgeschwemmt.

Aus 1 Prise Salz, Pfeffer, Zitronensaft und restlichem Sonnenblumenöl eine Salatsoße anrühren. Soße über die Salatblätter träufeln und alles mit Schnittlauch garnieren.

Am zweiten Aufbautag dürfen Sie sich auch mittags einen Nachtisch gönnen. Verrühren Sie hierzu einen Teelöffel Sanddornsaft mit einem Becher Naturjoghurt (1,5 % Fett) und etwas Honig und streuen Sie einen gehäuften Teelöffel Leinsamen darüber.

Nachmittags und abends

Am Nachmittag trinken Sie wieder zwei Tassen Früchte- oder Kräutertee – und viel Wasser. Auf dem Abend-Speiseplan steht am zweiten Aufbautag wieder ein ganzes Menü: Als Vorspeise gibt es Karottenrohkost in saurer Soße, als Hauptspeise Getreide-Gemüse-Suppe und als Dessert kommt Dickmilch mit Leinsamen und einer Scheibe Knäckebrot auf den Tisch.

Karottenrohkost in saurer Soße (für 1 Portion)

2 EL saure Sahne, 1–2 TL Zitronensaft, nach Belieben gehackte Zitronenmelisse, 100 g Karotten, 1/2 Apfel

Zubereitung:

Saure Sahne mit Zitronensaft verrühren. Zitronenmelisse nach Belieben zufügen. Sie gibt der Rohkost einen herrlich frischen Geschmack. Karotten und Apfel waschen und in die Soße raspeln.

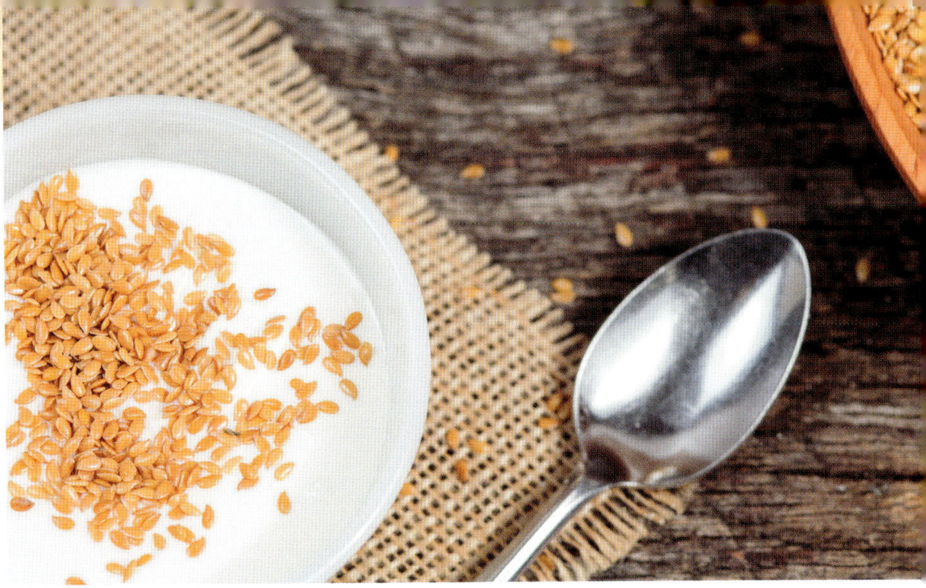

Getreide-Gemüse-Suppe (für 1 Portion)

1/2 gehackte Zwiebel (vom Vortag), 1 TL Olivenöl, 1 EL fein geschroteter Weizen, 50 ml Wasser oder Gemüsebrühe, 50 g Knollensellerie, Salz, frische Petersilie

Zubereitung:

1. Zwiebel im Öl leicht anbraten. Weizen zugeben und nach ca. 1 Minute mit Wasser oder Gemüsebrühe ablöschen.
2. Sellerie schälen und reiben. Nach ca. 10 Minuten mit etwas Salz und gewaschener Petersilie zufügen.

Bei der Zubereitung des Abend-Nachtischs orientieren Sie sich am Mittags-Dessert: Diesmal verrühren Sie jedoch einen Teelöffel Sanddornsaft und etwas Honig in drei Esslöffeln Dickmilch. Streuen Sie dann einen gehäuften Teelöffel Leinsamen darüber. Die Scheibe Knäckebrot können Sie ebenso gut zur Dickmilch wie zur Getreide-Gemüse-Suppe essen.

Der dritte Aufbautag

Ab dem dritten Aufbautag sollte sich Ihr Körper wieder an die Nahrungszufuhr von außen gewöhnt und stufenweise auf den metabolen Stoffwechsel umgestellt haben. Wie es nun weitergeht, entscheiden Sie. Möglich ist beispielsweise eine kalorienarme Frischkostvariante, die mit ballaststoffreicher Vollwertkost wie etwa einem Bircher-Müsli oder einer Joghurt-Müsli-Mischung in den Tag startet und dann hauptsächlich auf frisch zubereitete Rohkost mit Obst und Gemüse setzt. Am Vormittag essen Sie z. B. ein Stück Obst. Zu Mittag können Sie dann beispielsweise zwei Scheiben Vollkornbrot mit selbst gemachtem Kräuterquark und dazu zwei Stück Obst essen. Sind Sie der Meinung „etwas Warmes braucht der Mensch“? Dann essen Sie zu Mittag Pell-

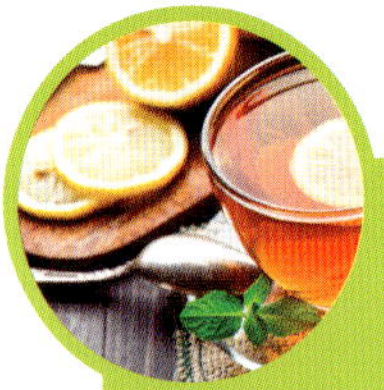

Regeln ab dem dritten Aufbautag

Für sieben Fastentage reichen drei Aufbautage vollkommen aus. Hat Ihre zweite Fastenphase länger gedauert, sollten Sie an den folgenden Aufbautagen weiterhin eine leichte Vollwertkost zu sich nehmen und die Kalorienaufnahme dabei von täglich 800 Kilokalorien auf ca. 1000 Kilokalorien am fünften Aufbautag und 1200–1800 Kilokalorien am sechsten Aufbautag steigern. Folgende Regeln können Sie auch über die Aufbautage hinaus in Ihren Ernährungsplan integrieren.

- ballaststoffreiche Vollwertkost zum Frühstück
- als Vorspeise vor dem Mittagessen etwas Rohkost
- nicht zu spät und nicht zu viel zu Abend essen

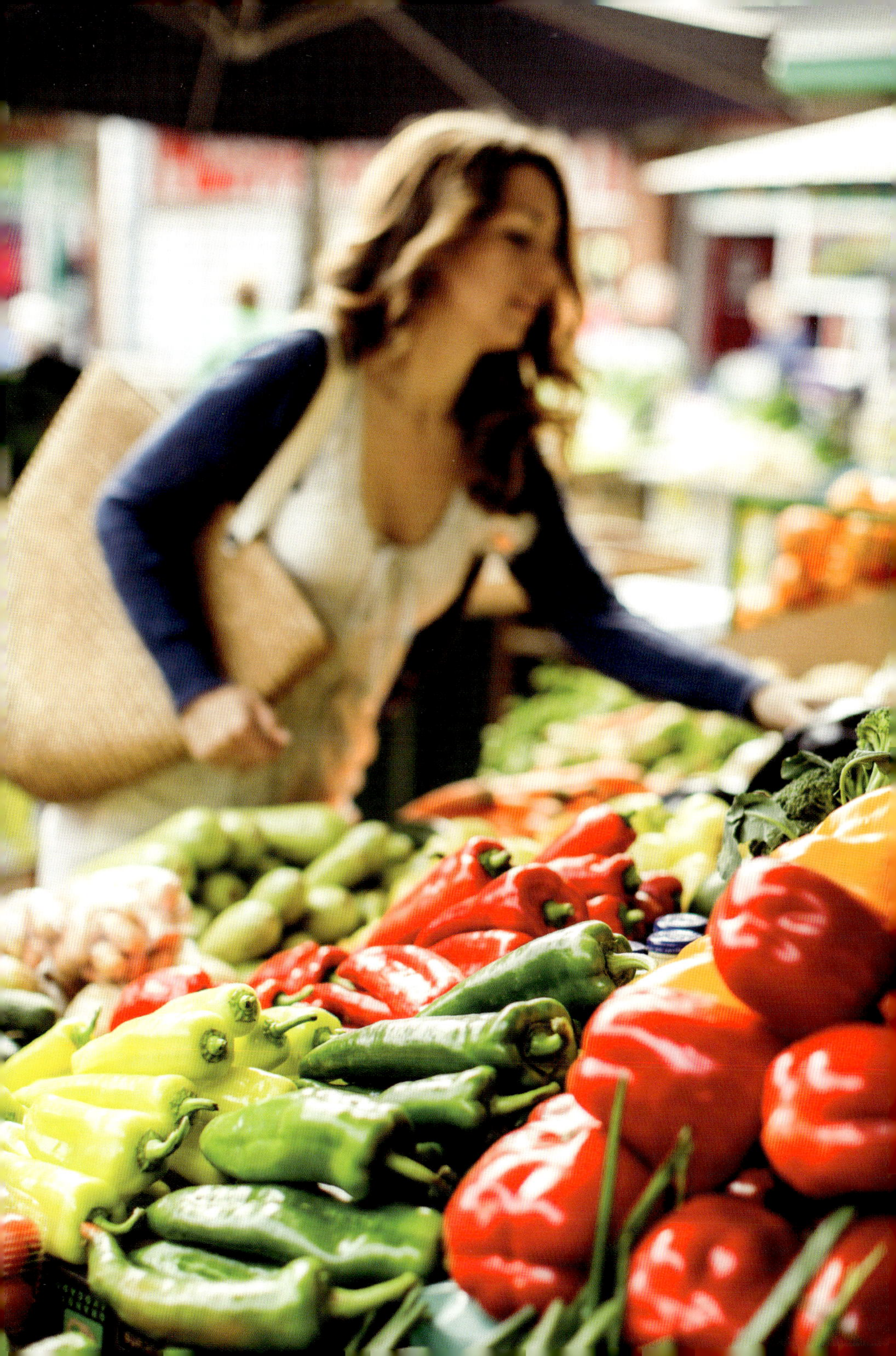

kartoffeln mit Quark und Leinöl. Das Abendessen kann z. B. aus Rohkostsalat mit saisonalem Gemüse bestehen. Dazu können Sie beispielsweise ein Dressing aus wenig Magerjoghurt und frischen Kräutern servieren.
Oder Sie essen morgens zum Kräutertee Obst mit Müsli und Honig, mittags eine kleine Portion Hirse-Risotto mit Tomatensalat, nachmittags einen Joghurt mit wenig Sanddornsaft und Leinsamen und abends einen Gurkensalat mit einer bis zwei Scheiben Vollkorn- oder Knäckebrot und Kräuterquark.

Gesund leben und essen in der Nachfastenzeit

Sie haben Ihre Fastenzeit erfolgreich beendet und fragen sich vielleicht „Was nun?". So allmählich, wie Sie zu Beginn des Fastens langsam Ihre Ernährung umgestellt haben, sollten Sie nach dem Fasten wieder zu einer normalen Ernährung zurückfinden. Ideal wäre es, wenn Sie die zurückliegende Fastenzeit als Chance begreifen, langfristig negative Einflüsse Ihrer Ernährung und Ihres Lebensstils abzulegen. Denn nach dem Fasten kann sich viel in Ihrem Leben ändern, speziell was Ihre Ernährung betrifft. In der dritten Fastenphase hat sich Ihr Körper langsam wieder an die Nahrungsaufnahme gewöhnt. Wenn alles richtig verlaufen ist, haben Sie gelernt, auf Ihren Körper zu hören. Sie können nun erkennen, was ihm guttut und wann Sie satt sind. Damit dies auch so bleibt, sollten Sie sich fürs Essen

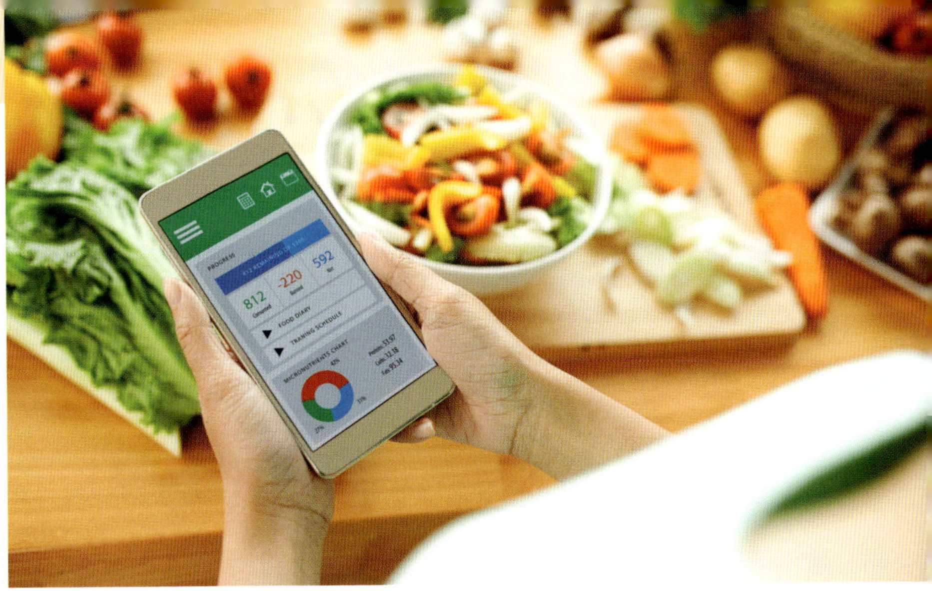

weiterhin viel Zeit nehmen. Machen Sie aus jedem Essen ein Ereignis und schenken Sie jedem Bissen die nötige Aufmerksamkeit. Damit Sie nach dem Fasten nicht in alte Gewohnheiten zurückfallen und nach einer Gewichtsabnahme Ihr Gewicht halten können, ist eine langfristige Umstellung auf vollwertige Ernährung ratsam.

Der Jo-Jo-Effekt

Wenn man im Rahmen einer Diät gezielt abnimmt, in der Folgezeit jedoch schnell wieder an Gewicht zulegt und schließlich sogar mehr wiegt als zuvor, spricht man vom sogenannten Jo-Jo-Effekt. Da Fasten nicht in erster Linie der Gewichtsreduktion dient und eine ganzheitliche Fastenmethode ausreichend Bewegung und die anschließende Umstellung auf gesunde Ernährung mit einschließt, wird in diesem Zusammenhang selten von einem klassischen Jo-Jo-Effekt gesprochen. Im übertragenen Sinn kann der Ausdruck jedoch ebenso das Zurückfallen in alte und schlechte Gewohnheiten nach der Fastenzeit bezeichnen. Diesem Effekt sollten Sie daher auch nach dem Fasten entgegenwirken.

Qualität statt Quantität

Essen soll Spaß machen und nicht zu einer schwer zu bewältigenden Aufgabe werden. Manchmal ist jedoch der Appetit größer als der eigentliche Hunger. So kann es sein, dass man dauerhaft über das Sättigungsgefühl hinaus isst. Ist dies bei Ihnen der Fall, sollten Sie Ihre Ernährungsweise unbedingt umstellen. Wenn Sie immer mal wieder mehr essen, als sie möchten oder als Ihnen guttut, sollten Sie folgende Ratschläge beherzigen:

- Durch gründliches Kauen entlasten Sie Ihren Magen-Darm-Trakt und erleben sehr viel schneller ein Sättigungsgefühl, als wenn Sie Ihr Essen herunterschlingen.
- Trinken Sie auch nach der Fastenzeit ausreichend Wasser oder ungesüßten Tee! Die aufgenommene Flüssigkeit füllt ebenfalls den Magen und unterstützt die Verdauung – und das ganz ohne Kalorien.
- Setzen Sie nach der Fastenzeit am besten generell auf eine vollwertige Ernährung, um besser gesättigt zu sein und nicht zu viele Kalorien zu sich zu nehmen.

Eine vollwertige Ernährung

Vollwertige Ernährung bedeutet, dass gesundheitsfördernde Nahrungsmittel wie z. B. Gemüse, Obst und Vollkornpro-

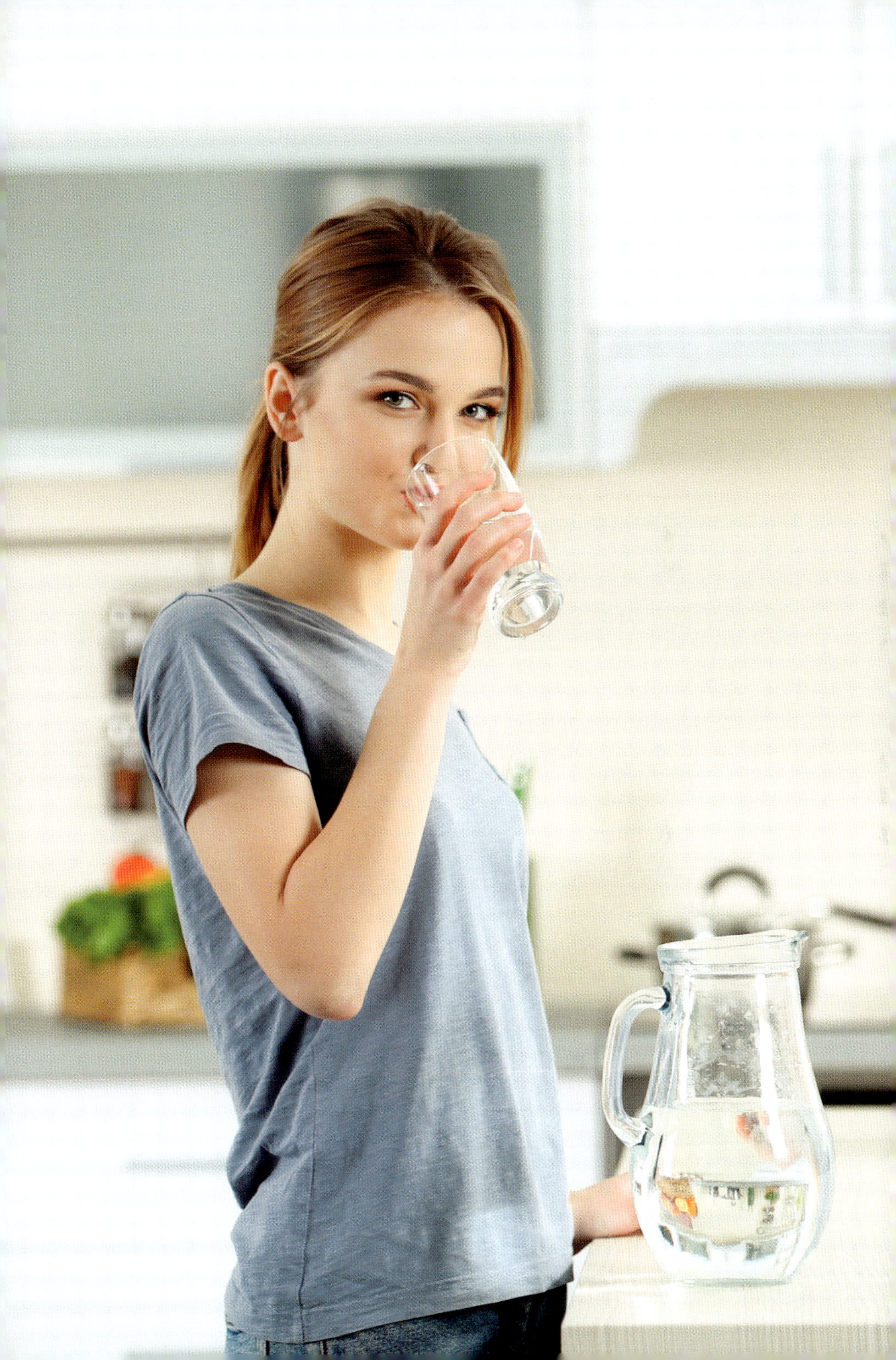

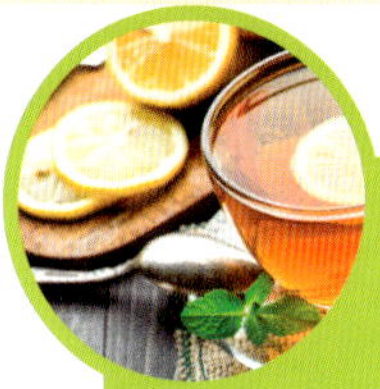

Ausgewogenheit von Fett, Kohlenhydraten und Eiweiß

Fett, Kohlenhydrate und Eiweiß sind wichtige Energielieferanten. Doch meist isst man mehr Zucker oder Fett, als der Körper eigentlich benötigt. So nehmen wir beispielsweise durchschnittlich doppelt so viel Fett zu uns, als unser Körper braucht. Als Richtlinie gilt hier, dass der tägliche Energiebedarf nur zu etwa 30–35 Prozent aus Fett gedeckt werden sollte (je nach körperlicher Aktivität). Den Hauptanteil sollten mit 50 Prozent die Kohlenhydrate ausmachen und die verbleibenden 15 Prozent entfallen auf Eiweiß. Zwei Drittel des täglich aufgenommenen Eiweißes soll dabei nicht aus Eiern, Fleisch, Fisch oder Milchprodukten aufgenommen werden, sondern aus Pflanzen und Getreide.

dukte richtig miteinander kombiniert werden. Beginnen Sie z. B. damit, statt Weißbrot in Zukunft Vollkornbrot und statt Weißmehl Vollkornmehl zu kaufen. Das volle Korn enthält Vitamine, Mineralstoffe, hochwertige Öle und Eiweiße. Vollkornmehl und -brote schmecken daher sehr viel intensiver und sättigen schneller und nachhaltiger. Vollkorn unterstützt außerdem die Verdauung.
Gestalten Sie Ihren vollwertigen Speiseplan vielseitig und essen Sie viele unterschiedliche Obst- und Gemüsesorten. Am besten sind möglichst naturbelassene und frische Nahrungsmittel aus Ihrer Region. Sie haben keinen langen Weg von der Ernte auf Ihren Tisch hinter sich, sind dadurch nachhaltiger und gleichzeitig qualitativ hochwertiger und aromatischer. Das gilt nicht nur für Obst und Gemüse, son-

dern besonders auch für Fleisch, Fisch und andere tierische Produkte. So erreicht Fleisch von frei laufenden Tieren eine deutlich bessere Qualität als solches von Tieren aus Mast- oder Käfighaltung. Zudem ist es in der Regel auch magerer und hilft Ihnen dadurch, weniger Fett zu sich zu nehmen. Achten Sie auch bei Wurst und Milchprodukten auf den Fettgehalt und entscheiden Sie sich jeweils für die fettarmen Varianten. Wer sich bei Einkauf, Zubereitung und Essen an die vvmm-Regel (vollwertig, vielseitig, mäßig und mager) hält, sorgt für eine gesunde, kalorienarme Ernährung.

Nicht sauer, nicht süß – basisch!

Eine falsche Ernährung mit säurebildenden Nahrungsmitteln wie z. B. viele tierische Eiweiße, Süßspeisen, Softdrinks, aber auch Genussmittel wie Nikotin, Alkohol und Kaffee können allmählich zu einer Übersäuerung des Körpers führen. Infolgedessen fühlt man sich oft müde und

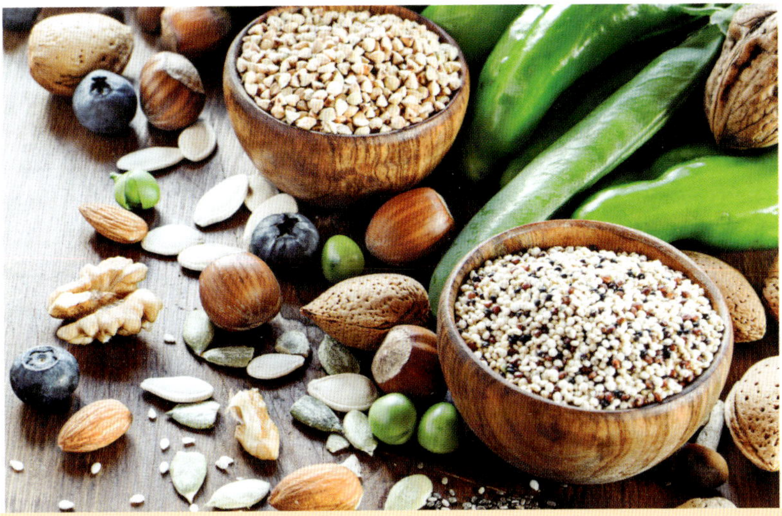

schlapp, teilweise kann es sogar zu gesundheitlichen Problemen wie Migräne, Arthrose, Rheuma oder Herz-Kreislauf-Erkrankungen kommen. Durch das Fasten wird der Köper jedoch wieder entsäuert. Damit er das auch bleibt, sollten Sie Ihre Ernährung am besten dauerhaft auf basische Nahrung umstellen.

Hierbei sollten etwa 80 Prozent Ihrer täglichen Nahrung aus Gemüse, Obst, Mandeln und Samen sowie kalt gepressten Speiseölen bestehen. Vollkornprodukte machen etwa 15 Prozent aus und nur 5 Prozent verbleiben für Fleisch, Fisch, Milchprodukte und kleine Sünden wie Alkohol, Süßigkeiten, Kaffee und Softdrinks. Wenn Ihnen dies für die tägliche Ernährung zu radikal erscheint, ist auch die Einführung eines Basentags pro Woche möglich. Die Basis für eine säurearme Ernährung bilden die meisten Sorten von

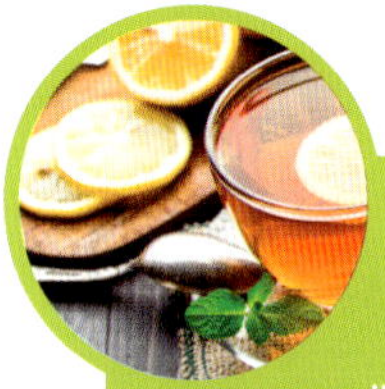

Verzicht nach Bedarf

Fällt es Ihnen schwer, Ihre Ernährung komplett umzustellen? Ähnlich wie bei einem Basentag pro Woche können Sie sich beispielsweise auch mit einem Obst-Gemüse-Reistag an eine neue Ernährung gewöhnen. Ist dies für Sie nicht alltagstauglich, dann probieren Sie es doch am Wochenende. Oder gewöhnen Sie sich einen neuen Ernährungsrhythmus an. Hier könnten z. B. Dinner Cancelling und Intermittierendes Fasten (siehe S. 127 f.) infrage kommen. Es gibt zahlreiche Möglichkeiten, die alleine oder kombiniert jedem die Chance bieten, seine Essgewohnheiten zu überdenken und seine Ernährung erfolgreich und langfristig umzustellen. Sie müssen nur das Richtige für sich finden!

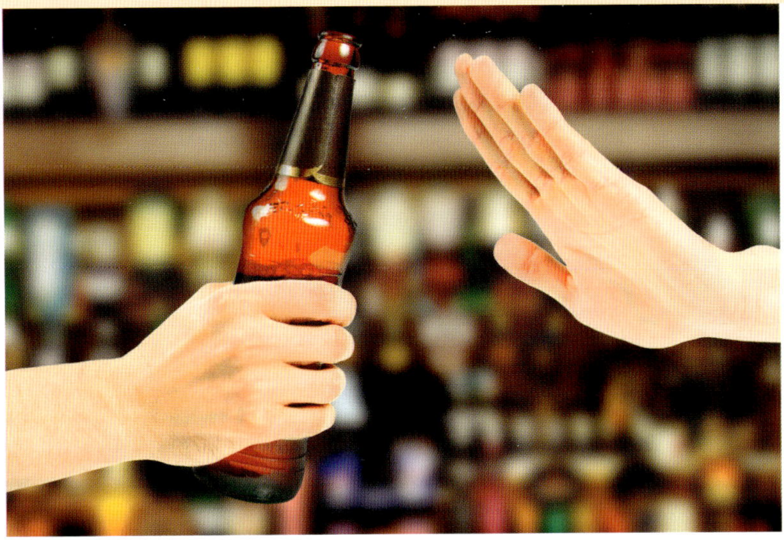

Gemüse, das Sie am besten roh oder gedünstet und mit Kräutern und Keimlingen kombiniert verzehren. Meiden Sie jedoch weitestgehend säurebildende Gemüsesorten wie Artischocken, Linsen, Rosenkohl oder Spargel. Essen Sie außerdem möglichst vormittags und mittags viel frisches Obst.

Gesunder Verzicht auf Genussmittel

Während des Fastens haben Sie auf Genussmittel wie Alkohol, Nikotin und Süßigkeiten verzichtet. Sie haben sich bewiesen, dass Sie diese nicht unbedingt benötigen. Warum also nicht diese schädlichen Gewohnheiten ganz aufgeben bzw. auch langfristig einschränken? Dass beispielsweise Rauchen schädlich für die Gesundheit ist, ist allgemein bekannt. Nach dem Fasten sind Ihre Geschmacksnerven allgemein sensibler, sodass es gut sein kann, dass der Geschmack der ersten Zigarette mit Ekel wahrgenommen wird. Dieses Gefühl der Abwehr können Sie nutzen, um der Sucht nach dem Glimmstängel endgültig beizukommen.

Auch ein dauerhaft hoher Alkoholkonsum kann zahlreiche Krankheiten verursachen. Auch beim Heilfasten ist Alkohol tabu – schließlich wollen Sie ja entgiften und nicht weitere schädliche Substanzen zu sich nehmen. Wasser oder ungesüßter Tee sind daher – nicht nur bei einer Fastenkur – viel gesünder als jedes alkoholische Getränk. Aber muss man aus diesem Grund auch langfristig gänzlich auf Alkohol verzichten? „Ein Gläschen am Abend hat noch niemandem geschadet“, sagt man schließlich. Dieser Satz ist richtig und gleichzeitig falsch. Gegen kleinere, gelegentlich getrunkene Mengen an Alkohol ist nichts einzuwenden, aber das richtige Maß ist dabei wichtig! Während des Fastens haben Sie entdeckt, dass zumindest der zeitweilige Verzicht auf alkoholische Getränke für Sie kein Problem ist. Behalten Sie daher idealerweise auch nach dem Fasten alkoholfreie Tage bei, um Ihren Körper zu entlasten. Auf diese Weise sparen Sie auch Kalorien ein, die im Alkohol reichlich enthalten sind.

Dasselbe gilt auch für Süßigkeiten. Naschen in Maßen ist durchaus sinnvoll. Wer sich die süßen Sünden ganz verbietet, riskiert, früher oder später einen Heißhunger darauf zu entwickeln. Achten Sie jedoch darauf, wie oft Sie welche Mengen an Süßigkeiten essen, damit die Kalorienzufuhr nicht überhandnimmt.

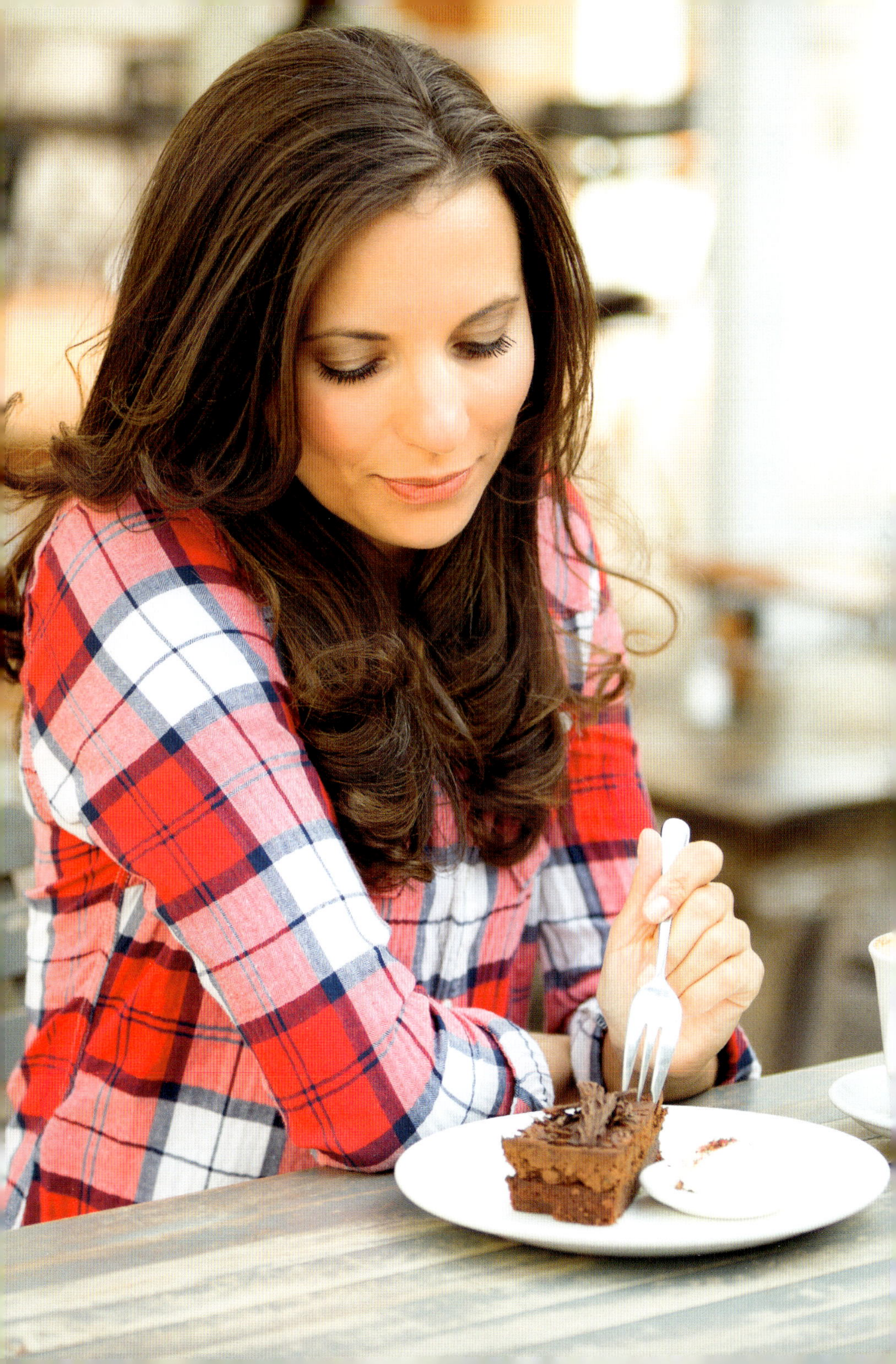

Stunden- und tageweise fasten

Können Sie sich eine ein- oder mehrwöchige Fastenkur nicht vorstellen? Haben Sie den Entschluss gefasst zu fasten, konnten aber nicht den geeigneten Zeitraum für eine mehrtägige Fastenkur finden? Dann ist tageweises oder sogar nur stundenweises Fasten vielleicht eine Möglichkeit für Sie.

Obst-, Gemüse- und Reistage

An Obst-, Gemüse- oder Reistagen nehmen Sie einen Tag lang nur Obst und Gemüse bzw. Reis zu sich und verzichten währenddessen auf alle anderen Lebensmittel. Dabei trinken Sie jeweils ausreichend Flüssigkeit. Die 24-Stunden-Umstellung lässt sich leicht im Alltag verwirklichen, denn Sie dürfen sich satt essen und müssen nicht hungern. Obst und Gemüse enthalten roh und bei richtiger Zubereitung viele Vitamine und sind sehr sättigend. Dehnt man den Obst- und Gemüsetag jedoch auf mehrere Tage aus oder wiederholt man ihn zu häufig, kann es passieren, dass dem Körper Eiweiß und Fett fehlen. Besser als ein Obst-Gemüse-Tag pro Woche ist daher eine feste Obst- und Gemüsemahlzeit täglich.
An einem Reistag hingegen muss der Körper nicht vollständig auf Eiweiß und Fett verzichten. Reis ist zudem reich an

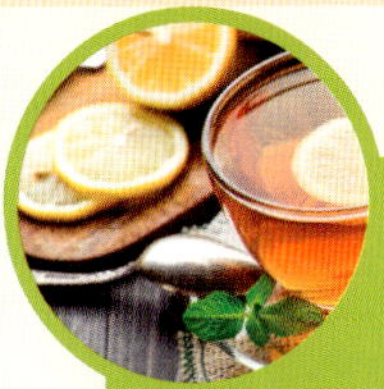

Die Mischung macht's!

Essen Sie an Obst-Gemüse-Tagen eine gute Portion Reis, dann kann kein Mangel an Eiweiß und Fett entstehen und Sie haben mehr Abwechslung beim Essen! Zudem macht die Reiszufuhr auch angenehm satt und sorgt mit vielen B-Vitaminen für gute Laune.

Mineralstoffen wie Eisen, Magnesium, Kalium und Zink. Alle Reissorten sind leicht verdaulich und gleichzeitig verdauungsfördernd. Reis wirkt außerdem entwässernd und „entschlackend". Um dies noch zu optimieren, können Sie bedenkenlos auch zwei bis drei Reistage in Folge einlegen. Verzichten Sie an diesen Tagen komplett auf Salz und Fett und achten Sie darauf, ausreichend zu trinken.

Dinner Cancelling

Bei einem Dinner Cancelling oder „Abendfasten" handelt es sich um eine Ernährungsweise, bei der man ab dem späten Nachmittag beziehungsweise ab dem Abend auf jegliche Kalorienzufuhr verzichtet. Der Körper kann sich in dieser mindestens 14 Stunden dauernden täglichen Fastenzeit besser regenerieren als beim üblichen Intervall, da er in dieser Zeit keine Energie für die Verdauung aufbringen muss. Aus diesem Grund soll Dinner Cancelling nicht nur beim Gewichthalten helfen, sondern auch Anti-Aging-Effekte haben. Einige Anhänger dieser Methode wenden Sie sogar langfristig an. Sie können sie aber auch als zwei- oder dreiwöchige Fastenkur durchführen.

Intermittierendes Fasten

Dinner Cancelling ist eine Form des intermittierenden Fastens. Es handelt sich dabei um einen rhythmisierten Wechsel zwischen normaler Ernährung und Fasten. Laut einigen wissenschaftlichen Untersuchungen soll das intermittierende Fasten besser als eine „normale" Ernährung zum menschlichen Organismus passen, da es dem Essverhalten unserer Urahnen entspricht. Durch intermittierendes Fasten soll sich zudem die Lebenserwartung verlängern und altersbedingten Krankheiten wie Krebs, Diabetes oder Alzheimer vorgebeugt werden. Außerdem lassen sich hierdurch unnötige Pfunde vermeiden.
Es gibt verschiedene Formen des intermittierenden Fastens, z. B. den 36:12-Rhythmus, bei dem man jeden zweiten Tag fastet und dazwischen von 8.00 bis 20.00 Uhr normal isst. Beim 16:8-Rhythmus fastet man 16 Stunden und nimmt danach wieder 8 Stunden normale Mahlzeiten zu sich, beim 20:4-Rhythmus fastet man 20 Stunden und isst anschließend dann 4 Stunden normal.
Achten Sie jedoch darauf, extreme Fastenformen nicht zu oft durchzuführen, an den Essenstagen ausreichend Ballaststoffe, Vitamine und Mineralstoffe zu sich zu nehmen und dem Körper tendenziell mehr Eiweiß als Kohlenhydrate zuzuführen.

Fasten nach Johann Schroth

Bie der Fastenkur nach Johann Schroth (1798–1855) dürfen Sie durchaus essen, aber nur jeden zweiten Tag und ausschließlich altbackene Brötchen, Zwieback oder Getreidebrei. Die Kur wechselt zwischen Trink- und Trockentagen ab. Während Sie an den Trinktagen viel Flüssigkeit zu sich nehmen und nichts essen, dürfen Sie an den Trockentagen zwar spezielle salz- und fettlose sowie eiweißarme Nahrung zu sich nehmen, dafür aber nur wenig trinken. Mediziner lehnen die klassische Schrothkur heute als gesundheitsschädlich ab. Besonders die Trockentage, bei denen zum Teil weniger als ein halber Liter Flüssigkeit pro Tag erlaubt ist, bedeuten für den Körper eine zu große Belastung und können nach heutigem Stand der Wissenschaft sogar schädlich sein. In modifizierter Form wird die Schrothkur als Fastenkur jedoch immer noch vielerorts angeboten.

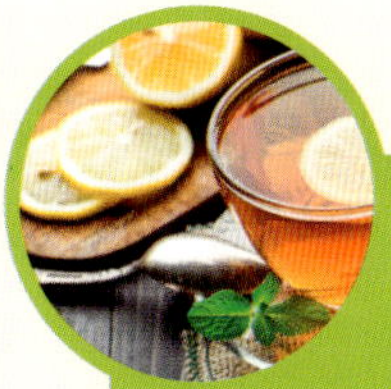

Wein statt Wasser?

Nach Schroth soll man an den Trockentagen einen halben Liter Wein trinken, an Trinktagen entsprechend mehr Alkohol. Aus heutiger Sicht erscheint dies widersinnig, aber heute haben wir auch jederzeit und überall sauberes Trinkwasser zur Verfügung. Das war in der Zeit Schroths vor über 200 Jahren nicht so: Über kontaminiertes Wasser wurden häufig Erreger übertragen. Besonders Fastende in ihrem geschwächten körperlichen Zustand waren dafür anfällig. Durch den antibakteriell wirkenden Alkohol war Wein daher eine bessere Alternative.

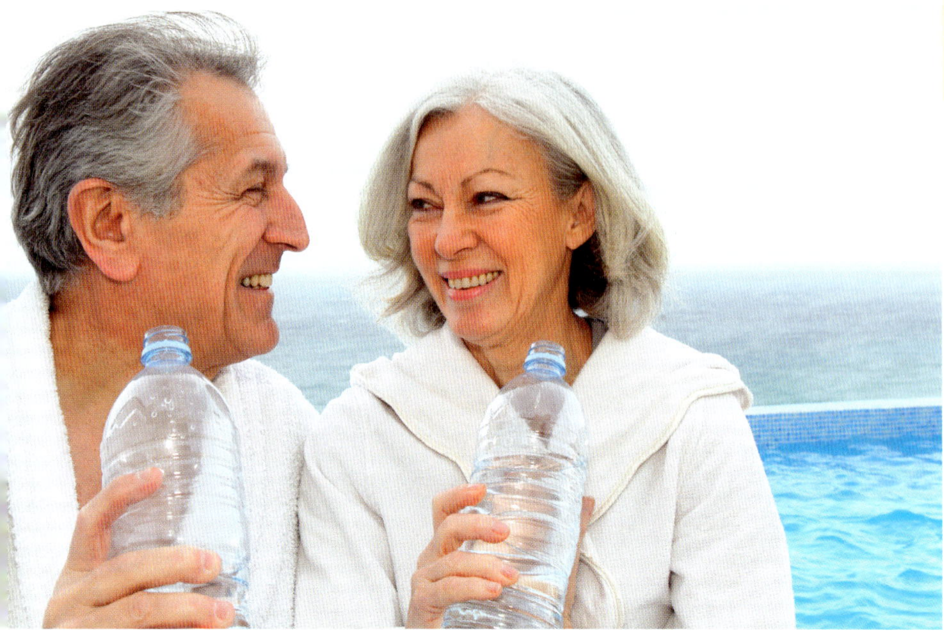

Unterstützende Maßnahmen

Fasten findet auch im Kopf statt – das bedeutet, dass man sich hierauf auch einstellen sollte. Viele Beschwerden, die in dieser Ausnahmephase auftreten, können schon im Vorfeld abgefangen oder abgemildert werden.

Die Plus-Methode

Fasten sollte man nicht ausschließlich als Verzicht auf Nahrung, sondern vielmehr ganzheitlich sehen. Machen Sie sich daher möglichst frühzeitig Gedanken darüber, wie Sie Ihren Körper in der Umstellung, im Fastenstoffwechsel und beim anschließenden Aufbau unterstützen können – durch Sport, therapeutische oder medizinische Anwendungen und geistige Übungen. Auf diese Weise können Sie häufig auftretenden Fastenbeschwerden bereits im Vorfeld entgegenwirken und Ihr allgemeines Wohlbefinden während der Fastenzeit bewusst steigern. Denn mit Auftreten der Beschwerden ist es oft schon zu spät! Befindlichkeitsstörungen wie etwa Kopfschmerzen, Konzentrationsschwierigkeiten, Kreislaufbeschwerden und häufig auch Müdigkeit sind während des Fastens nicht ungewöhnlich. Es gibt aber zahlreiche Mittel und Wege, um dem vorzubeugen. Anregungen können Sie sich bei verschiedenen unterschiedlichen Fastenmethoden oder zahlreichen Fastenurlaubsangeboten holen und dann gerne auch mutig miteinander kombinieren. Ihre eigene individuelle Mischung macht Ihren Erfolg aus! Ein vorzeitiger Abbruch des Fastens bei Entgiftungskrisen ist mit der richtigen Fasten-plus-Methode in der Regel nicht nötig.

Fasten plus … Bewegung

Das klassische Heilfasten und die meisten anderen Fastenmethoden (außer beispielsweise eiweißergänzendes Fasten/Molkefasten und Schleimfasten) bedeuten einen Verzicht auf Proteine. Ihr Körper braucht jedoch Eiweiß und seine einzige eigene Quelle ist die Muskulatur. Damit Sie beim Fasten keine Muskelmasse abbauen, ist daher Bewegung unabdingbar. Bewegen Sie Ihre Muskulatur, dann kann sie auch nicht schwinden! Überfordern Sie sich aber auch nicht, denn Ihr Körper läuft während des Fastens nur auf Sparflamme. Wandern, längere Spaziergänge oder Yoga haben sich als gute Ergänzung zum Fasten bewährt. Ihre Leistungsfähigkeit nimmt dabei im Lauf der zweiten Fastenphase sogar zu. Ausreichende Bewegung hebt außerdem das allgemeine Wohlbefinden, stärkt das Immunsystem und baut Stress ab. Zusätzlich unterstützt sie den Körper beim Entgiften und Entsäuern. Bewegung während des Fastens ist also ein Gewinn in jeder Hinsicht!

Fasten und Sport

Sportliche Aktivitäten während des Fastens sind sinnvoll, aber nicht jede Sportart eignet sich gleichermaßen gut!

- **Ausdauertraining** durch Wandern, Walken, Schwimmen oder andere Sportarten, die Sie im Freien ausüben, beansprucht Ihre Muskeln ausreichend – je nach Konstitution sind täglich mindestens 30 Minuten bei niedriger Intensität ratsam. Intensives **Kraft- und Leistungstraining** ist hingegen eher kontraproduktiv. Eine ausgewogene Beanspruchung der Muskulatur ist aber während des Fastens dringend anzuraten, verliert Ihr Körper ohne sie doch an Spannung, Kraft und schlussendlich auch an Muskulatur. Ergänzen Sie das Ausdauertraining deshalb um ein paar Übungen speziell für Ihre Muskeln – das reicht in der Regel aus.
- In der zweiten Fastenphase verliert Ihr Körper an Masse und die **Beweglichkeit** verbessert sich. Unterstützen Sie ihn dabei durch gezielte Dehnübungen. Am besten

geeignet ist ein passives statisches Dehnen nach dem Ausdauertraining, wenn sich Ihre Muskulatur aufgewärmt hat. Das Stretching dient auch der Entspannung. In Verbindung mit speziellen Atemtechniken optimieren Beweglichkeitsübungen zudem den Stoffwechsel.

- Trainieren Sie Ihre **Koordinationsfähigkeit**! Alle unsere Bewegungen hängen von dieser Fertigkeit ab. Sie können sie durch gezielte Übungen optimieren und erweitern. Zudem wirken sich Koordinationsübungen positiv auf den Gemütszustand und den Fastenprozess aus.

Fasten plus … Kneipp'sche Anwendungen

Als Kneipp'sche Anwendungen werden die von Pfarrer Sebastian Kneipp (1821-1897) entwickelten Verfahren zur Vorbeugung und Behandlung von Erkrankungen bezeichnet.

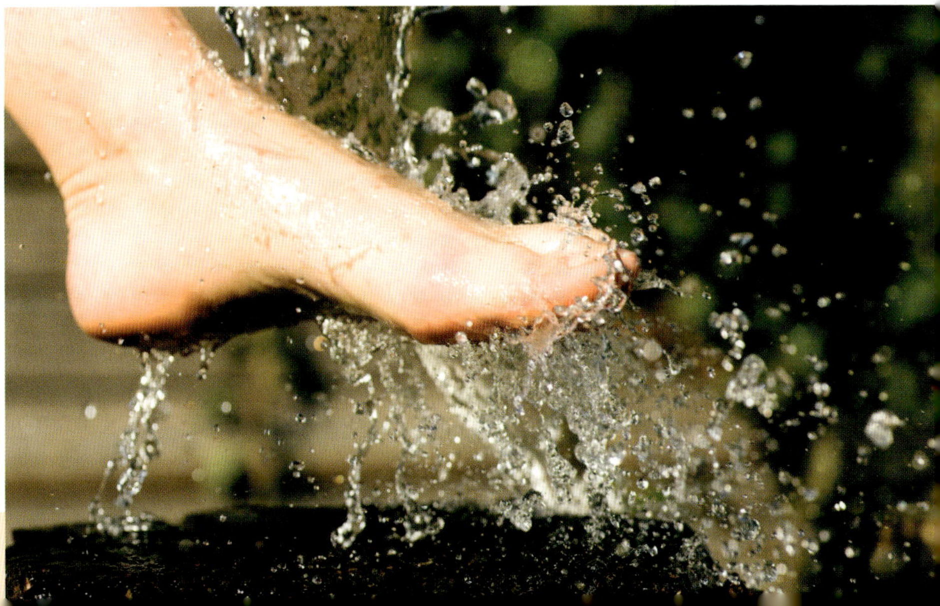

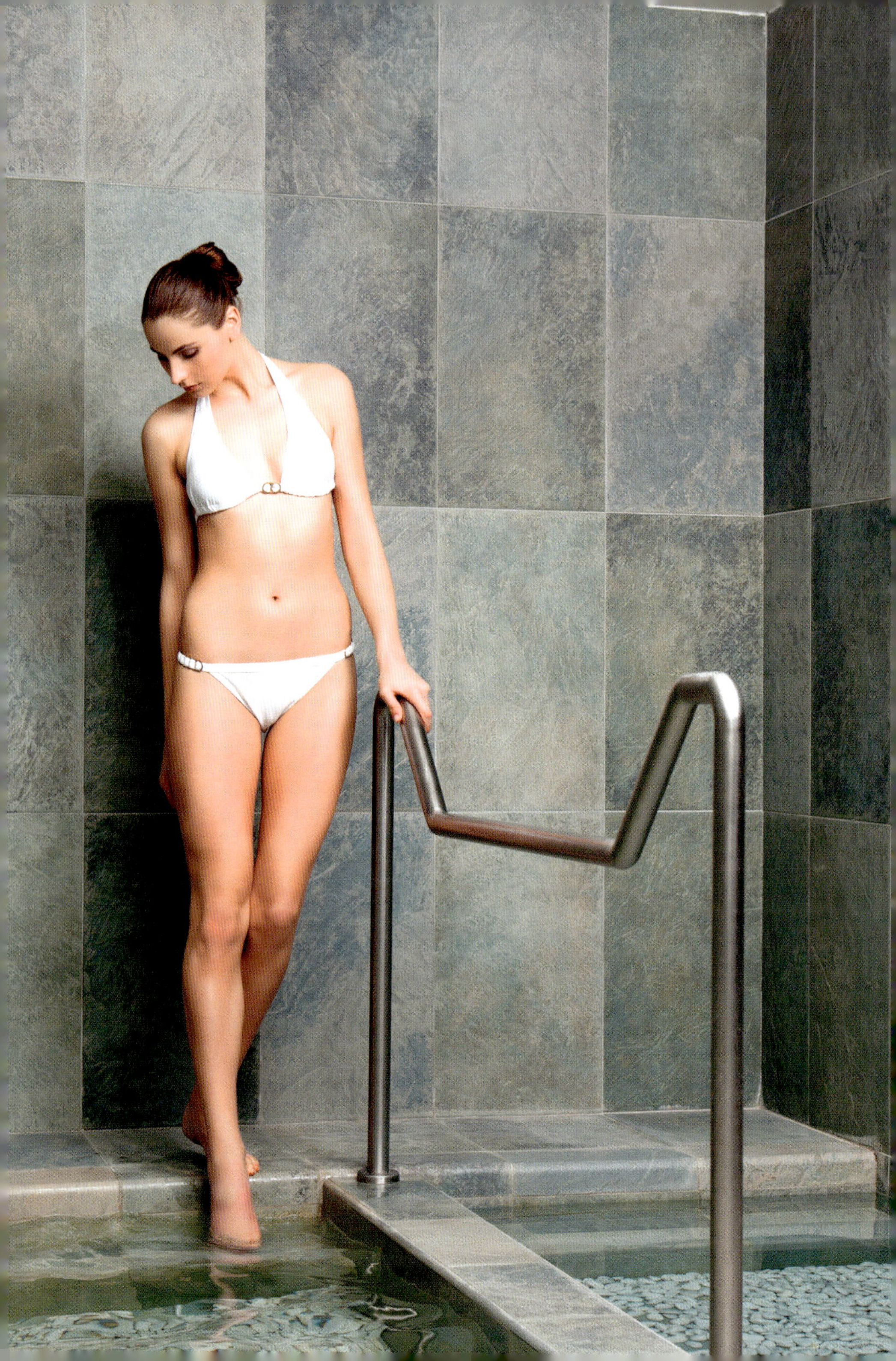

Sie basieren auf Reizreaktionen und erstrecken sich neben den Wasseranwendungen auch auf Pflanzenwirkstoffe sowie Lebensstil-, Bewegungs- und Ernährungsempfehlungen.
Haben Sie bereits Kneippgüsse durchgeführt oder waren Sie schon mal Wassertreten? Dann ist Ihnen die Kneipp'sche Hydrotherapie bereits bekannt. Kneippgüsse helfen dabei, die Durchblutung und den Kreislauf in Schwung zu bringen. Sie wirken einerseits anregend wie etwa bei Müdigkeit oder Traurigkeit, andererseits beruhigen sie bei überhöhter Anspannung oder Konzentrationsschwäche. Damit vergleichbar wirken auch andere Kneipp'sche Wasseranwendungen wie Bäder, Waschungen, Wickel oder Dampftherapien.
Unterstützend in der Fastenzeit sind auch die Kneipp'sche Bewegungstherapie und Pflanzenheilkunde sowie die Strukturierung der Lebensordnung im Sinne eines gesundheitsfördernden Lebensstils sinnvoll. Intensivieren Sie Ihre Körpererfahrung beispielsweise durch Barfußlaufen, nutzen Sie die unterstützende Wirkung von Heilpflanzen und schlagen Sie den Weg zu einem bewussteren, gesünderen und nachhaltigeren Lebensstil ein. Kneipps Ernährungslehre sieht außerdem eine vollwertige und abwechslungsreiche Kost vor, die Sie als Empfehlung für Ihre Ernährung nach dem Fasten betrachten können.
Kneipp betrachtet seine Anwendungen als ergänzende Maßnahmen, aus denen Sie wählen können, was Sie am besten beim Fasten unterstützt. Alternativ können Sie sich aber auch für eine Kombination aus Heilfasten und Kneippkur unter fachkundiger Anleitung entscheiden.

Fasten plus ... Leberwickel

Leberwickel sind in vielen Fastenkonzepten ein fester Bestandteil – und dies mit gutem Grund. Denn die Leber spielt beim Fasten eine zentrale Rolle. Sie ist das Stoffwechselzentrum des Organismus, das körpereigene wie auch körperfremde Stoffe so umwandelt, dass diese ausgeschieden werden können. Gerade in den ersten Tagen einer Fastenkur ist die Leber hierbei stark beansprucht. Durch die Umstellung des Körpers auf den katabolen Stoffwechsel, die Ernährung von innen, muss die Leber mit einer größeren Menge an Fett und Schadstoffen fertig werden, die in den Fettdepots eingelagert waren. Die Entgiftung läuft auf

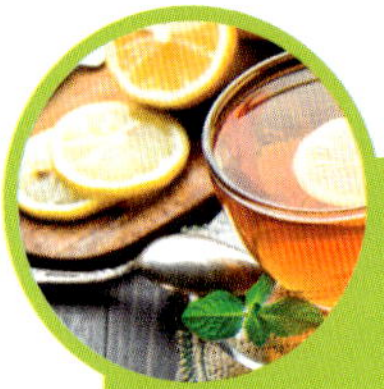

Die Leberpackung

Für eine entgiftende und wärmende Leberpackung füllen Sie zwei Wärmflaschen flach mit heißem Wasser und drücken Sie vor dem Verschließen die Restluft aus den Flaschen. Tauchen Sie dann ein Leinentuch (oder ein dünnes Handtuch) zu einem Drittel in heißes Wasser und wringen Sie es aus (Achtung: Verbrühungsgefahr, gegebenenfalls etwas abkühlen lassen). Legen Sie das nasse Drittel des Tuches im Bereich der Leber auf Ihren Körper. Die Leber befindet sich unterhalb des rechten Rippenbogens in der oberen Bauchregion. Falten Sie das Tuch nun so, dass Sie die Wärmflasche zwischen die trockenen Teile legen können. Decken Sie sich anschließend mit einer warmen Decke zu, halten Sie Ihre Füße mit der zweiten Wärmflasche warm und ruhen Sie mit aufgelegter Leberpackung ca. 20–30 Minuten.

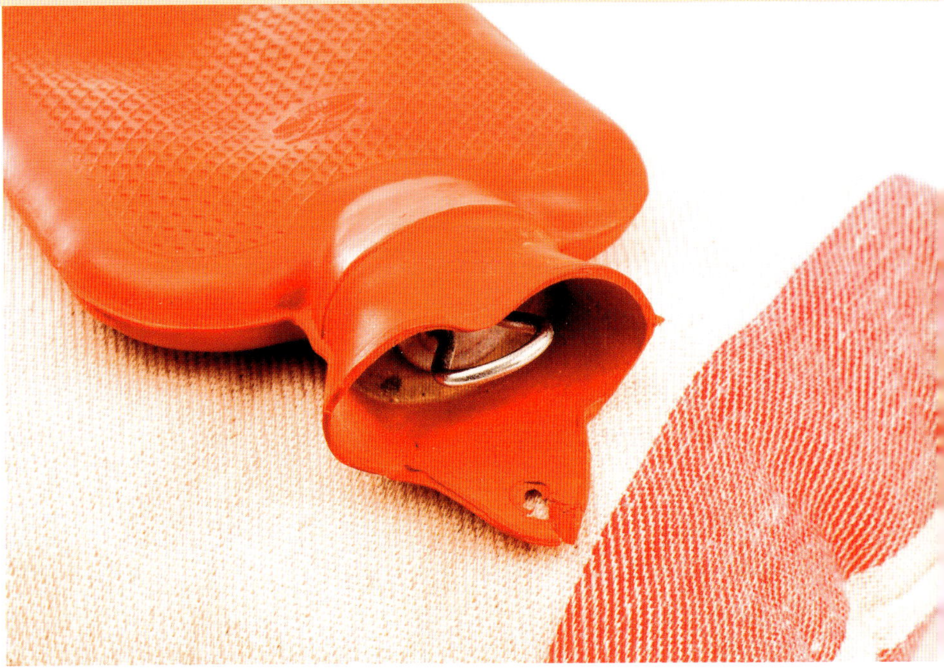

Hochtouren, der Stoffwechsel ist mit dem Ausscheiden der Giftstoffe beschäftigt und der Hungerzustand setzt freie Radikale frei. Diese aggressiven Teilchen können beispielsweise auch die Leber schädigen. Daher sollten Sie Ihrer Leber etwas Gutes tun und sie gerade zu Beginn Ihrer Fastenzeit mit Leberwickeln unterstützen. Der Leberwickel fördert die Leistungsfähigkeit der Leber, indem er die Durchblutung fördert, Krämpfe bekämpft oder ihnen vorbeugt und Verstopfung und Durchfall verhindert. Am besten führen Sie den Leberwickel nach der Mittagsmahlzeit durch. In dieser Zeit ist die Leber aktiv und kann die Unterstützung gut gebrauchen. Weniger gut eignet sich die Zeit am Abend, kurz vor dem Schlafengehen, denn auch Ihre Leber muss Zeit haben, zur Ruhe zu kommen.

Fasten plus … Entsäuerungsbäder

Wie der Name bereits sagt, helfen Entsäuerungsbäder bei der Entsäuerung des Körpers. Sie unterstützen den Körper dabei, während der Fastenzeit zu „entschlacken“ und überschüssige Säuren aus dem Unterhautgewebe auszuscheiden. Der Säureschutzmantel der Haut wird bei einem Entsäuerungsbad nicht angegriffen. Zum Einsatz kommen hierbei Badezusätze, die unter der Bezeichnung „Basenbad“ oder „basisches Ensäuerungsbad“ in Apotheken und Drogeriemärkten erhältlich sind. Sie können sich aber Ihr persönliches Entsäuerungsbad auch selbst herstellen. Dazu benötigen Sie loses Natriumkarbonat, das Sie in der Apotheke und im Chemikalienfachhandel kaufen können. Lassen Sie angenehm warmes Badewasser in die Wanne einlaufen und fügen Sie etwa 200 Gramm des Natriumkarbonats hinzu. Bleiben Sie dann mindestens 30-60 Minu-

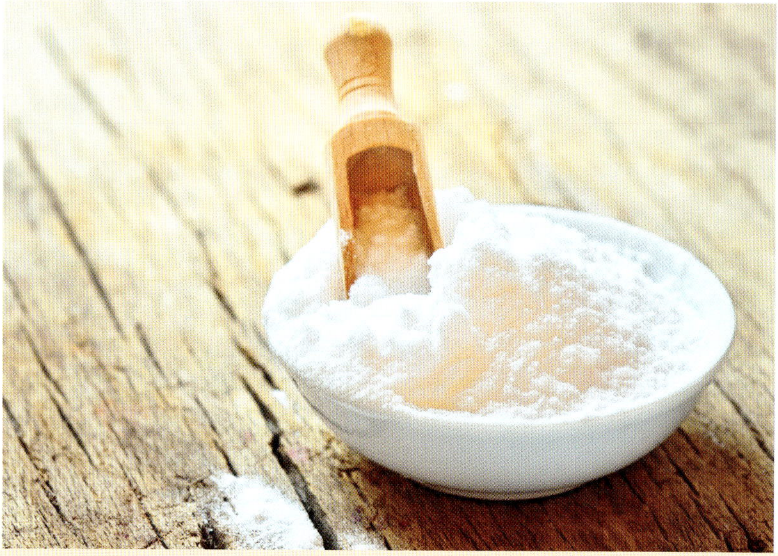

ten in der Badewanne. Eine kürzere Badedauer gibt Ihrem Körper nicht ausreichend Zeit für die Entsäuerung. Sie können Ihr Entsäuerungsbad noch mit Soda oder etwas Meersalz ergänzen. Ungefähr 300 Gramm Soda pro Vollbad - ebenfalls aus Apotheke oder Fachhandel - unterstützt den „Entschlackungsprozess" und sorgt für eine weiche Haut. Aus dem Meersalz zieht sich die Haut alle nötigen Mineralien.

Wer hingegen lieber duscht, kann auch hierbei entsäuern. So ist Kernseife mit einem ph-Wert von maximal 10 gleichermaßen für Entsäuerungsbäder wie für die tägliche Dusche geeignet. Zudem können Sie Ihren nassen Körper beim Duschen auch mit Natron (ph-Wert von etwa 9) massieren.

Kosmetika aller Art sind nach einem Entsäuerungsbad oder einer entsäuernden Dusche tabu. Cremes oder Makeup würden die Poren, die Sie gerade gereinigt haben, nur wieder verschließen, was zu einem Säurestau und Hautirritationen führen könnte. Duschen Sie sich nach einem Entsäuerungsbad möglichst nicht ab, sondern tupfen Sie die Haut nur ab. So können Sie den entsäuernden Effekt verlängern.

Fasten plus … Akupressur

Auch Akupressur kann Ihnen bei Beschwerden während der Fastenzeit helfen. Es handelt sich hierbei um eine mehr als 6000 Jahre alte Heilmethode aus China. In der traditionellen chinesischen Medizin (TCM) sind Wind, Wärme, Feuchtigkeit, Trockenheit und Kälte die fünf grundlegenden Kraftquellen. Diese Basisenergien fließen gemäß der TCM auch durch unsere Körper und zwar durch sogenannte Meridiane („Leitbahnen"). Laut der TCM befinden sich auf den Meridianen insgesamt 361 Punkte, sogenannte Tsubo. Über diese Punkte kann Energie in den Körper ein- und wieder austreten. Mithilfe sanften Drucks der Fingerkuppen auf einen dieser Tsubos werden bei der Akupressur Energiesignale über die Meridiane in den Körper gesendet, die den Selbstheilungsprozess bestimmter Organe oder Bereiche des Körpers anregen. Akupressur kann bei vielen körperlichen wie auch psychischen Beschwerden eingesetzt werden. Am besten lassen Sie die Akupressur von einem er-

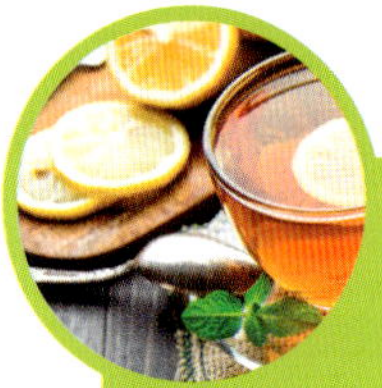

Entgiftung unterstützen mit Akupressur

Das Entgiften und „Entschlacken" während des Fastens können Sie z. B. mit folgenden Akupressuren unterstützen: Der Akupressurpunkt, um den Schlackenabbau zu beschleunigen, liegt auf der Oberschenkelvorderseite mittig zwischen Leiste und Kniescheibe und hinten am Oberschenkel mittig zwischen Gesäßfalte und Kniekehle. Drücken Sie diesen Punkt zwei- bis dreimal täglich mit kreisenden Bewegungen – vorne und hinten jeweils 10 Sekunden. Der Akupressurpunkt für das Entgifungsorgan Leber befindet sich auf dem Fußrücken, etwa zwei Fingerbreit unterhalb des Bereichs, an dem sich der große und der zweite Zeh teilen. Diesen Punkt massieren Sie einige Minuten gleichzeitig an beiden Füßen mit kreisenden Bewegungen.

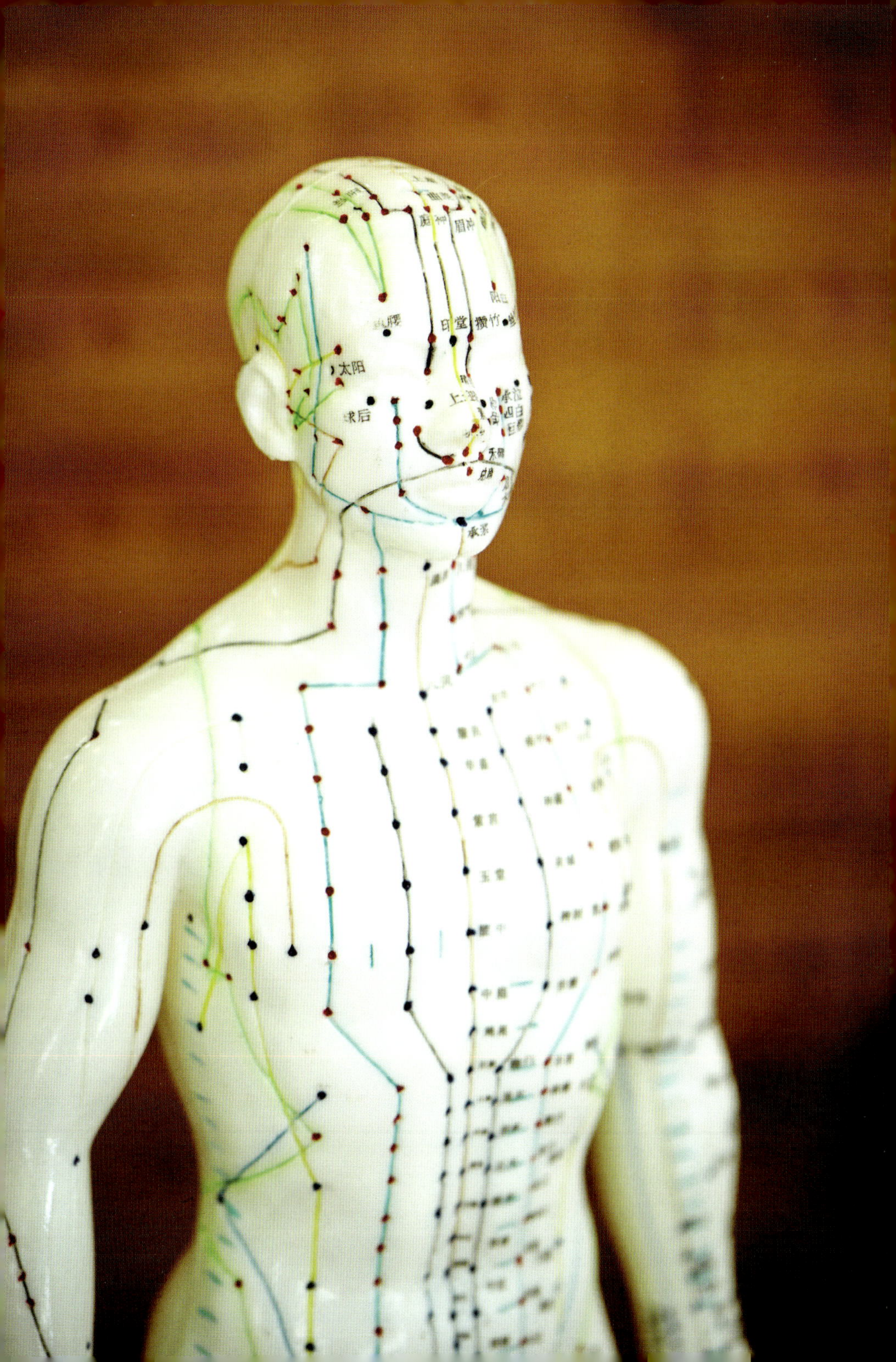

眉冲
阳白
印堂
攒竹
太阳
承泣
四白
承浆

fahrenen Therapeuten machen, der nach einer TCM-Diagnose Ihres ganzheitlichen Zustands und mit Rücksicht auf Ihren Körper im Fastenzustand gezielt die entsprechenden Tsubos aktivieren kann. Wenn Sie die Akupressur selbst durchführen, bearbeiten Sie jeden Druckpunkt nicht länger als eine Minute und verstärken den Druck während der Anwendung langsam und gleichmäßig.

Fasten plus … Massage

Massagen sind wohltuende äußere Anwendungen, die körperliche und psychische Verspannungen lindern oder beseitigen können. Es gibt eine Vielzahl unterschiedlicher Massagemethoden, die je nach Geschmack, Konstitution und Zustand ihre positive Wirkung entfalten: klassische Ganz-

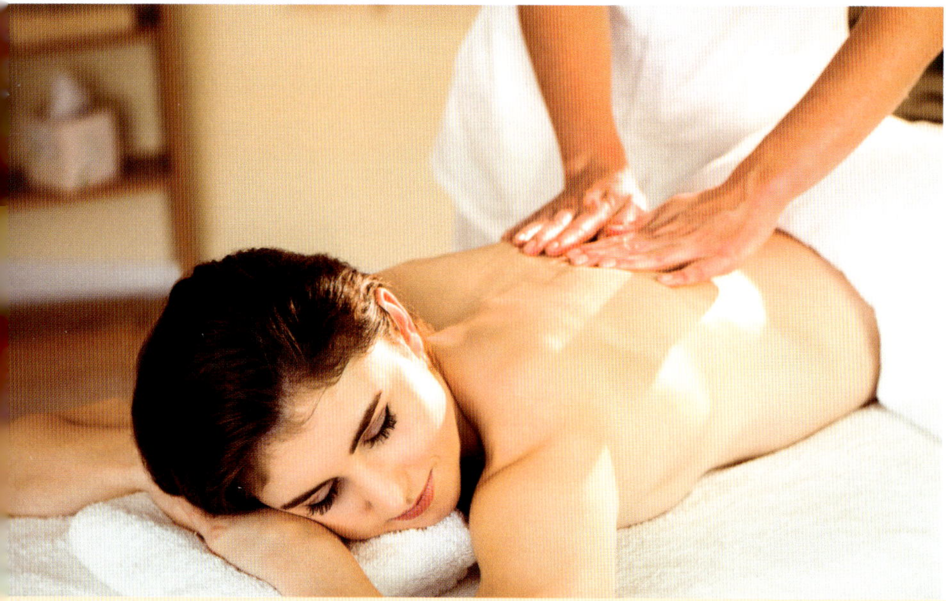

körper- oder Rückenmassage, Fußreflexzonenmassage, Gesichtsmassage, Trockenbürstenmassage, Thai-Massage, Ölmassage ... Hier können Sie ganz nach Belieben wählen. Gönnen Sie sich Körper und Geist entspannende Massagen als Wellness-Programm während des Fastens und freuen Sie sich über die angenehmen Nebeneffekte. Denn Massagen regen die Durchblutung und den Stoffwechsel an und können, wenn man entgiftende Kräuteröle verwendet, die Körpereinigung zusätzlich unterstützen.

Die Entsäuerungsmassage

Die Entsäuerungsmassage unterstützt Ihren Körper ganz besonders im Fastenprozess. Sie beginnt mit einer Form der Trockenbürstenmassage. Mit einer Bürste werden in kreisförmigen Bewegungen abgestorbene Hautzellen entfernt. Die Bürstenmassage regt dabei den Stoffwechsel und den Lymphfluss an, der wiederum den Abtransport von Säuren fördert. Gebürstet wird dabei immer vom Ende der Extremitäten aus in Richtung des Herzens, d. h. in Richtung des Lymphflusses. Ausnahme ist der Rücken: Hier bürstet man vom Nacken zum unteren Rücken.

Es folgt eine Peeling-Massage mit einer Mischung aus Mineralsalzen und Massageölen. Achten Sie darauf, dass Sie ausschließlich basische Mineralsalze verwenden – Sie wollen schließlich eine Entsäuerung des Körpers erreichen! Auch hier ist der Lymphfluss richtungsgebend für die Massage. Anschließend waschen Sie die Mineralsalze und Öle ab, trocknen Ihre Haut und packen Ihren Körper warm ein.

Ihr Bindegewebe ist entsäuert. Genießen Sie das Gefühl entspannter Muskeln und frischer Haut.

Fasten plus … Sauna

Saunagänge mit ihrem Wechsel von Hitze- und Kälteeinflüssen sind gerade während einer Fastenkur wohltuend: Die heiße Sauna beschleunigt den Stoffwechsel und bringt den Körper ins Schwitzen – eine zusätzliche Möglichkeit zu entgiften und zu „entschlacken“. Gleichzeitig reinigt sich die Haut, abgestorbene Hautzellen werden abgestoßen. Beim Saunagang weiten sich die Gefäße, beim anschließenden Abduschen mit kaltem Wasser ziehen sie sich wieder zusammen. Dies wirkt wie eine Art „passives Kreislauftraining“. Wenn Sie regelmäßig in die Sauna gehen, stärken Sie aber nicht nur Ihr Herz-Kreislauf-System, sondern auch Ihre Abwehrkräfte und Ihr Nervensystem. Vorsicht ist angeraten, wenn Sie an einer Infektion erkrankt sind, unter Fieber, Herz-Kreislauf-Störungen oder anderen chronischen Beschwerden leiden. Besprechen Sie Saunagänge in Zusammenhang mit Ihrem Fastenvorhaben in diesem Fall unbedingt mit Ihrem Arzt.

Wichtige „Saunaregeln“

Damit der Saunagang zu einer Wohltat wird und Ihren Körper während der Fastenzeit nicht belastet, sollten Sie sich an folgende „Saunaregeln“ halten:

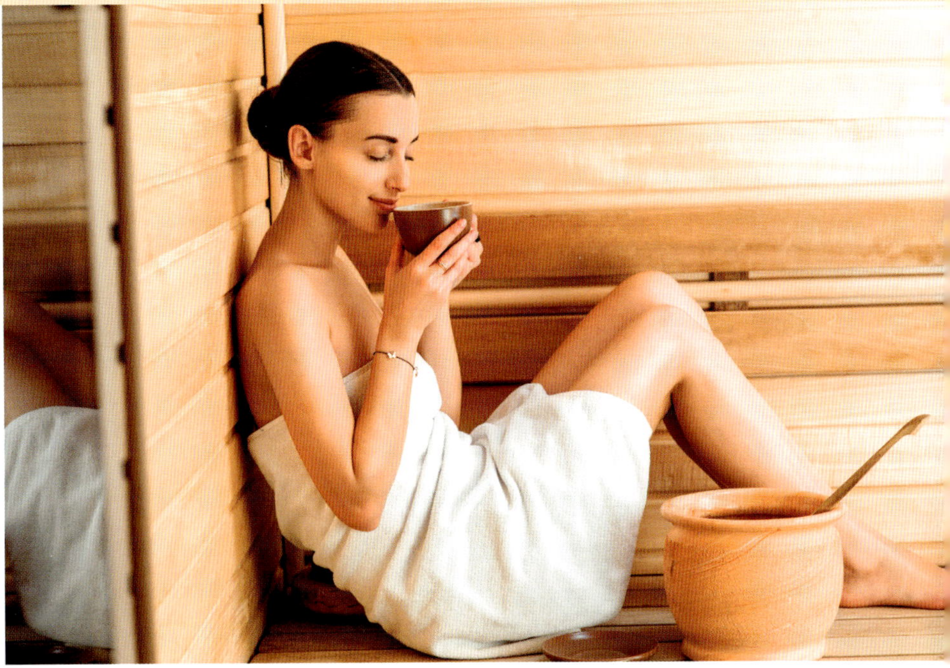

- Duschen Sie vor dem Saunieren und trocknen Sie sich danach unbedingt ab, trockene Haut kann besser schwitzen!
- Der erste Saunagang darf nicht zu lange dauern, denn Ihr Körper muss sich erst an die Hitze gewöhnen. Je nach Konstitution und Wohlbefinden sollten es maximal zehn Minuten sein.
- Verbringen Sie die meiste Zeit liegend und setzen Sie sich nur kurz auf, bevor Sie die Sauna verlassen, damit sich der Kreislauf entsprechend anpassen kann.
- Kühlen Sie sich nach dem Verlassen der Sauna einige Minuten an der frischen Luft ab.
- Spülen Sie den Schweiß mit einem Schlauch von Ihrem Körper ab. Beginnen Sie an Armen und Beinen und arbeiten Sie sich dann in Richtung des Herzens vorwärts.

- Erst danach geht es ins kalte Wasser, den Schnee oder was Ihnen sonst zur Abkühlung zur Verfügung steht.
- Komplett trocken und warm verpackt, sollten Sie nach jedem Saunagang eine ebenso lange Ruhepause einlegen und liegend entspannen.
- Ganz nach Lust und Laune können Sie noch mehr Saunagänge von bis zu 15 Minuten Dauer durchführen – mehr als insgesamt drei sind jedoch nicht ratsam! Vergessen Sie dabei besonders die Ruhepause nach dem letzten Saunagang nicht!
- Saunen macht durstig, doch zwischen den Saunagängen sollten Sie nichts trinken. Füllen Sie erst nach dem Saunieren Ihren Flüssigkeitshaushalt mit Mineral- oder Quellwasser auf.

Fasten plus … Homöopathie

Homöopathie ist eine alternative Heilmethode. Hiermit bekämpft man jedoch nicht konkrete Krankheitssymptome, wie man es aus der klassischen Schulmedizin kennt. Stattdessen wird der Körper zur Selbstheilung angeregt. Durch ein spezielles Verfahren werden Substanzen, die der Selbstheilung dienen sollen, verstärkt (potenziert) und dann in geringen Mengen verabreicht. Die Substanzen werden dabei häufig nach dem Ähnlichkeitsprinzip ausgewählt, ganz nach dem Motto: „Gleiches mit Gleichem heilen." Hierbei werden Substanzen, die bestimmte Beschwerden verursachen, verwendet, um ähnliche Beschwerden zu heilen.

Während Sie Medikamente aus der klassischen Schulmedizin während des Fastens nur in Absprache mit Ihrem Arzt einnehmen sollten, können Sie homöopathische Mittel nahezu bedenkenlos einsetzen. Folgendes ist eine Auswahl homöopathischer Substanzen, die beim Fasten hilfreich sind:

- **Arsenicum album** hilft bei Schwäche sowie Kopf- und Bauchschmerzen und wirkt entgiftend (Vorsicht: sollte nur nach fachkundiger Anleitung eingenommen werden!)
- **Sulfur** unterstützt den Körper bei der Entgiftung
- **Nux vomica** wird bei Beschwerden des Magen-Darm-Trakts eingesetzt
- **Solidago** wirkt gezielt auf die Nieren
- **Silybum marianum** unterstützt die Leber beim Entgiften
- **Okoubaka** hilft bei Verdauungsschwäche und Darmkrämpfen
- **Berberis vulgaris** wirkt bei Verdauungsbeschwerden

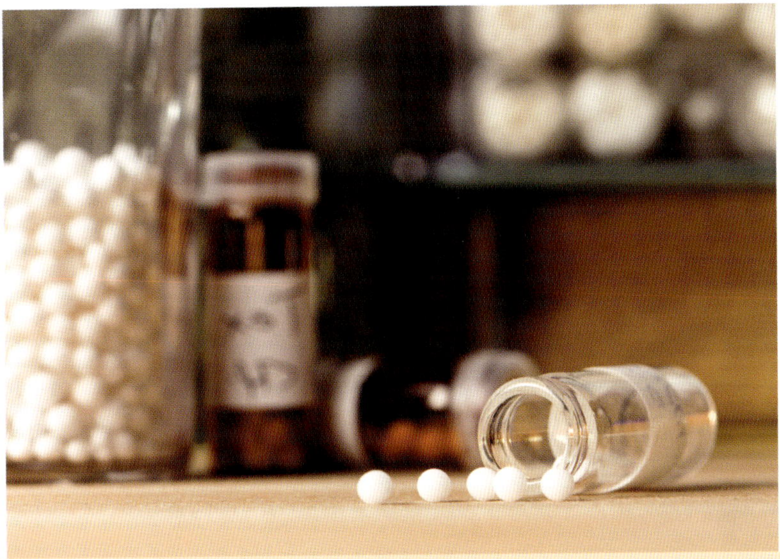

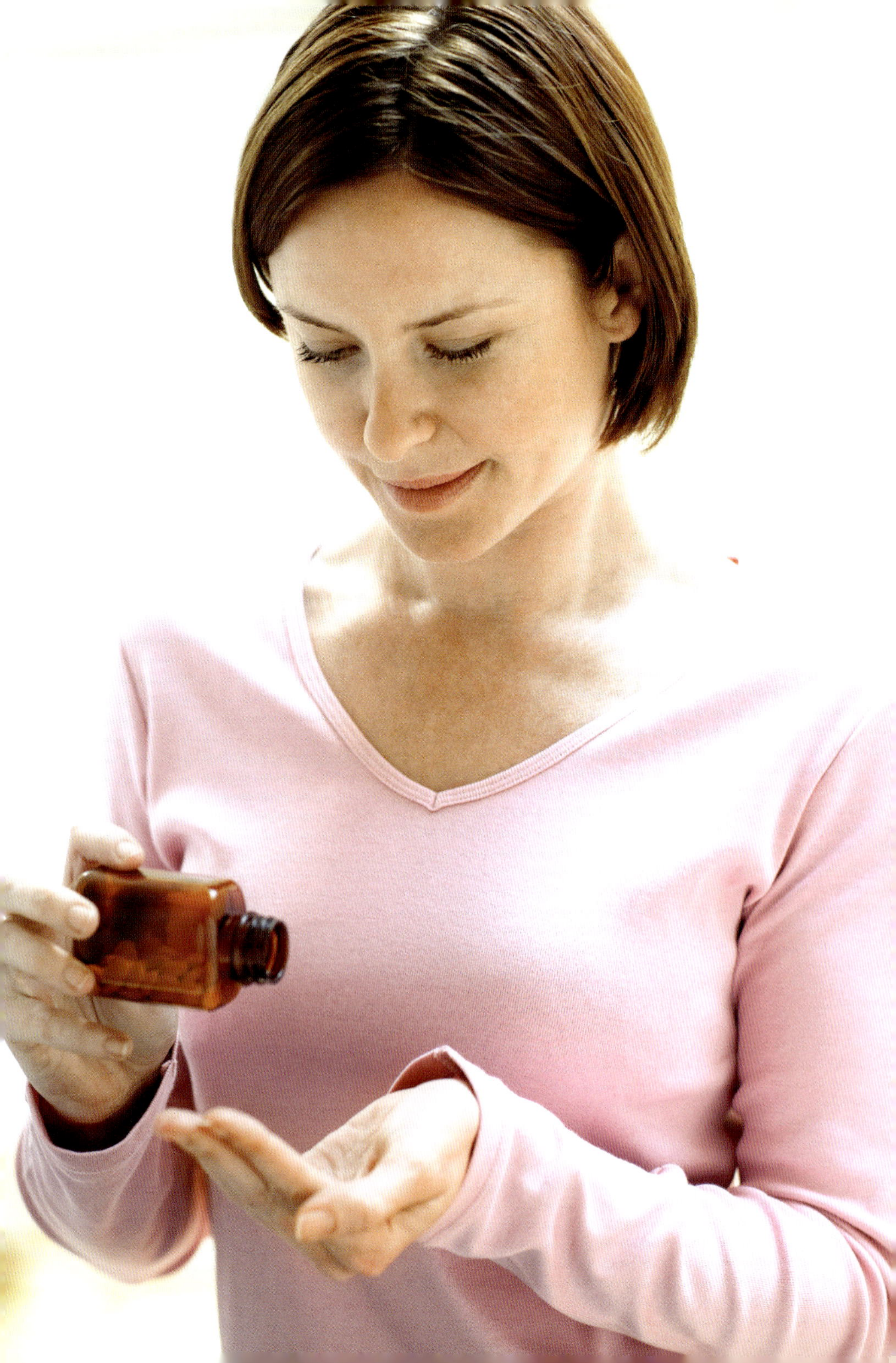

Homöopathische Mittel können Sie in Form von Tabletten, Globuli („Kügelchen“) und Tropfen zu sich nehmen. Zur richtigen Potenzierung und Dosierung berät Sie ein spezialisierter Arzt oder Apotheker.

Haben Sie das Gefühl, Ihr Zustand verschlechtert sich nach der ersten homöopathischen Behandlung? Keine Angst, dies ist die sogenannte Erstverschlimmerung, die auftreten kann, aber nicht muss. Sie sollte innerhalb kurzer Zeit vorübergehen und dem Selbstheilungsprozess weichen. Ist dieser erst einmal in Gang gekommen, unterstützt er Ihre Fastenkur durch seine anregenden und regenerativen Kräfte.

Fasten plus ... Schüßler-Salze

Neben der beschriebenen klassischen homöopathischen Behandlung können auch Schüßler-Salze wirkungsvoll und unbedenklich Ihren Fastenprozess unterstützen. Wie Homöopathika sind auch Schüßler-Salze Präparate der Alternativmedizin und werden potenziert verabreicht, jedoch in der Regel wesentlich geringer als die klassischen homöopathischen Mittel. Ihr Namensgeber, der homöopathische Arzt Wilhelm Heinrich Schüßler (1821–1898), sah den Herd jeglicher Krankheit in einem gestörten Mineralienhaushalt der Körperzellen. Durch die Zuführung verschiedener Mineralsalze in homöopathischen Dosen soll bei dieser Methode der Mineralienhaushalt wieder ins Gleichgewicht gebracht werden.

Beim Fasten haben sich beispielsweise das entgiftend wirkende Natrium sulfuricum oder das die Lebertätigkeit anregende Kalium sulfuricum bewährt. Schüßler-Salze können sowohl in Kombination miteinander als auch einzeln eingenommen werden. Lassen Sie sich am besten auch hier professionell beraten, welches Salz das richtige für Sie ist und wie Sie es jeweils dosieren.

Fasten plus ... Bach-Blüten

Der britischen Arzt Dr. Edward Bach (1886–1936) entwickelte in den 1930er-Jahren die nach ihm benannte Bach-Blüten-Therapie. Wie Homöopathie und Schüßler-Salze ist auch sie ein alternativmedizinisches Verfahren. Im Unterschied zu Schüßler, der die Ursache jeder Beschwerde im unausgeglichenen Mineralienhaushalt des Körpers sah, ging Bach von einer Gleichgewichtsstörung der Seele aus. Er benannte insgesamt 38 disharmonische Seelenzustän-

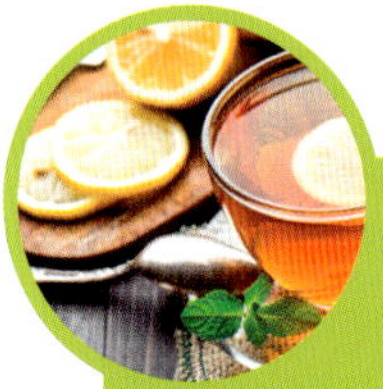

Bach-Blüten in der Fastenzeit

Das Fasten unterstützen können folgende Bach-Blüten:

- **Crab Apple** (Bach-Blüte Nr. 10) ist nach Bach die Blüte der Reinigung
- **Impatiens** (Bach-Blüte Nr. 18) dient der Entschleunigung
- **Oak** (Bach-Blüte Nr. 22) sorgt für Gelassenheit
- **Wild Rose** (Bach-Blüte Nr. 37) stärkt die Lebensfreude

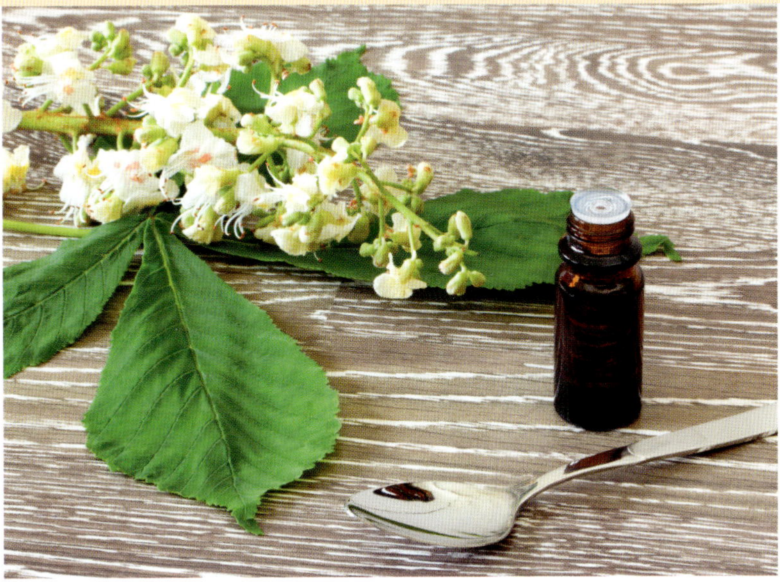

de, denen er 37 Blüten und Pflanzenteile zuordnete. In Wasser eingelegt oder gekocht übertragen diese Blüten und Pflanzenteile ihre Kraft auf die Tinktur, aus der, stark verdünnt, schließlich eine sogenannte Blütenessenz entsteht. Eine der Essenzen besteht dabei nur aus Fels-Quellwasser. Darüber hinaus entwickelte Bach für akute Belastungssituationen eine Mischung aus fünf Blütenessenzen, die als „Notfalltropfen" bekannt sind. Allen Bach-Blüten-Essenzen gemein ist eine Steigerung des allgemeinen Wohlbefindens, wodurch auch das Immunsystem gestärkt werden soll. Je nach Beschwerde können einzelne Essenzen verwendet oder ausgesuchte Bach-Blüten-Essenzen zu einer breiter angelegten Unterstützung und Stärkung miteinander gemischt werden. Einzelne Bach-Blüten-Essenzen oder Bach-Blüten-Mischungen können Sie in Form von Tropfen oder Globuli („Kügelchen") einnehmen.

Fasten plus … Entspannung

Entspannungsübungen dienen während des Fastens in erster Linie der Körperwahrnehmung und dem inneren Gleichgewicht. Es gibt ein breites Spektrum an Entspannungsmethoden, die sich in Kombination mit dem Fasten bewährt haben. Wenn Sie bereits Erfahrung mit der einen oder anderen Entspannungsform haben, ist diese vielleicht auch während der Fastenzeit die beste für Sie. Während Ihr Körper in der Fastenzeit neue Wege geht, können Sie dann zumindest bei der Entspannungsmethode auf Altbewährtes zurückgreifen. Oder wollen Sie mal etwas anderes ausprobieren und beim Fasten ganzheitlich neue Erfahrungen machen? Holen Sie sich bei der Suche nach Ihrer perfekten Entspannungsmethode Anregungen im Freundeskreis, pro-

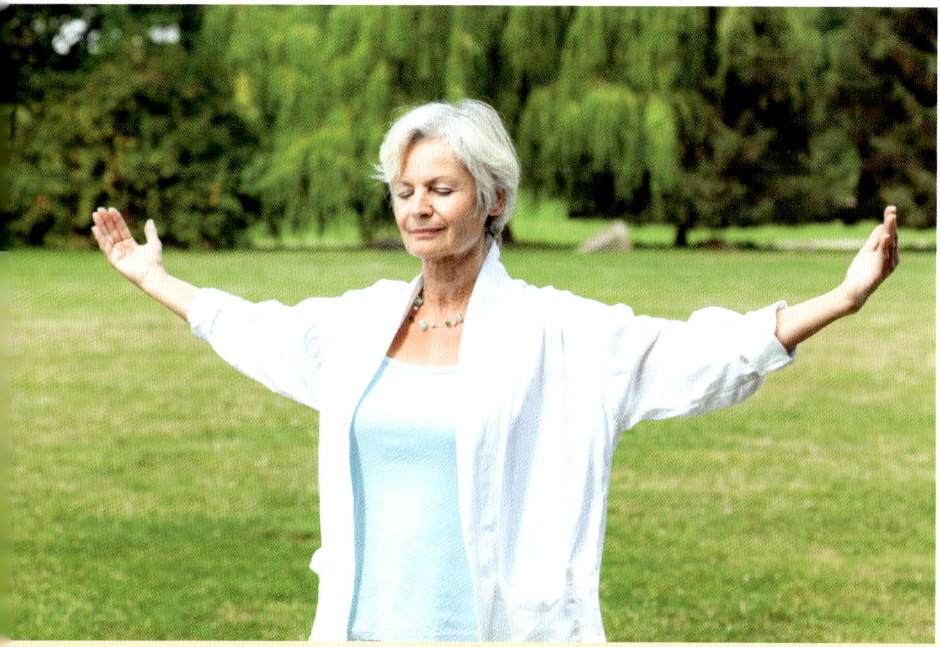

bieren Sie aus und gönnen Sie sich eine fachkundige Anleitung – denn diese zahlt sich aus!

Entspannende Techniken

Entspannungstechniken gibt es zuhauf. Gute Entspannungsübungen für die zweite Fastenphase finden Sie vor allem in diesen Bereichen:

- **Atemübungen** (entspannende Wahrnehmung und Korrektur der Atmung)
- **autogenes Training** (auf Autosuggestion basierendes Entspannungsverfahren)
- **Bodyscan** (Entspannungsübungen als Reise durch den Körper)
- **Feldenkrais** (Erforschung der eigenen Wahrnehmung von Bewegung)
- **Meditation** (beruhigende Konzentrationsübungen)
- **Fantasie- und/oder Genussreisen** mit allen Sinnen (Entspannung durch Imagination oder Visualisierung)
- **Progressive Muskelentspannung** (wechselseitige An- und Entspannung der Muskulatur)
- **Qi-Gong** (chinesische Bewegungs-, Konzentrations- und Meditationsmethode)
- **Stretching** (passive statische Dehnübungen mit entspannender Wirkung)
- **Tai-Chi** (chinesische Kampfkunst, auch Schattenboxen)
- **Yoga** (indische Philosophielehre mit Übungen für Körper und Geist)

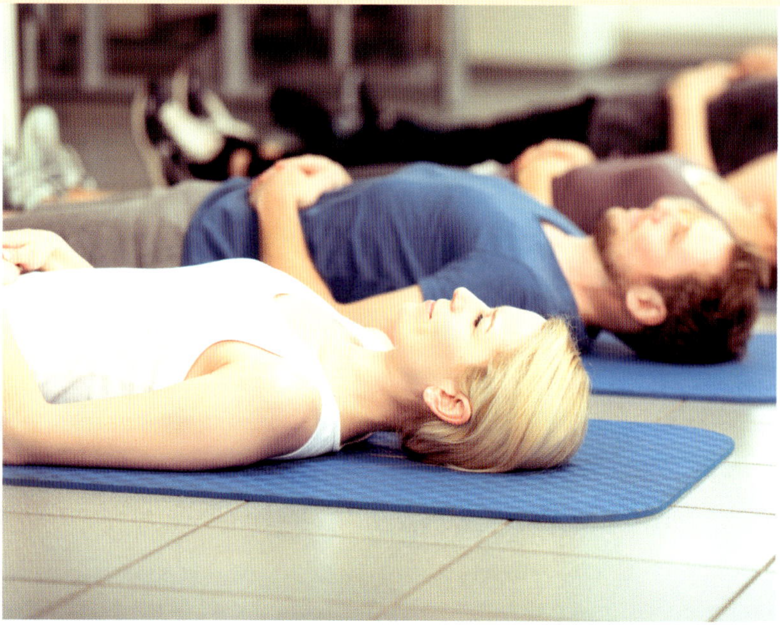

Alle Methoden der Entspannung helfen Ihnen dabei, während des Fastens besser in sich hineinzuhören. Die Innenschau kann sehr emotional sein. Und sie kann durch das neue Erleben Impulse für einen entspannteren und liebevolleren Umgang mit sich selbst und seinem Körper geben. Um die jeweilige Methode jedoch korrekt anzuwenden, sollten Sie dies nicht alleine, sondern in einer Gruppe und unter professioneller Leitung tun.

Entspannungsmethoden helfen Ihnen dabei, Ihr Leben in eine neue Ordnung und einen harmonischen Rhythmus zu bringen. Generell sollten Sie in der Fastenzeit auf Entspannung achten und möglichst alle Faktoren ausschalten, die dem entgegenstehen. Vermeiden Sie Stress, um das Fasten als Reinigung des Körpers und des Geistes genießen zu können.

Nehmen Sie diese Pluspunkte aus der Fastenzeit mit und integrieren Sie sie auch danach noch fest in Ihren Alltag. Führen Sie beispielsweise feste Zeiten der Achtsamkeit ein – tägliche Momente des Innehaltens, in denen Sie sich des gegenwärtigen Augenblicks bewusst werden und zur Ruhe kommen.

Fasten plus … Atemübungen

Da das Atmen automatisch geschieht, wird es für viele zur Nebensächlichkeit. Dabei ist Ihre Atmung nicht nur lebenswichtig, sie gibt Ihnen auch Einblicke in die eigene Gefühlswelt: In ruhigen Momenten ist die Atmung leicht, gleichmäßig und flach, bei Stress oder Angst schneller. Auch umgekehrt können Sie über die Atmung Ihren Gemütszustand verändern. Nicht umsonst heißt es bei Hektik oft „tief durchat-

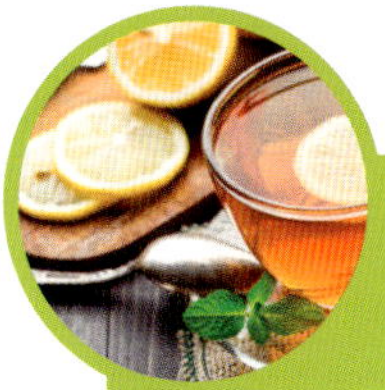

Übung für eine bewusste Atmung

Auch die Atemwege sind ein wichtiges Entgiftungsorgan. Bewusstes Atmen unterstützt daher gerade beim Fasten den Ausscheidungsprozess. Ein Beispiel für eine einfache Atemübung ist folgende: Liegen Sie entspannt in Rückenlage. Atmen Sie so lange wie möglich aus. Zählen Sie dabei in Gedanken mit. Lassen Sie das Einatmen dann ganz automatisch folgen. Danach atmen Sie erneut tief und lange aus. Mit jedem Mal funktioniert das Ausatmen länger. Wiederholen Sie die Übung beliebig oft.

men". Mithilfe gezielter Atemübungen oder einer Atemtherapie können Sie lernen, wie Sie Ihren Atem vertiefen und zu Ihrem eigenen Atemrhythmus finden können. Richtiges Atmen führt zu Entspannung, höherer Leistungsfähigkeit und einem allgemein verbesserten Wohlbefinden. So wird beispielsweise die Sauerstoffversorgung Ihres Körpers optimiert – was wiederum Ihren fastenden Körper bei Blutzirkulation, Stoffwechsel und Verdauung unterstützt.

Fasten plus … autogenes Training

Autogenes Training ist eine in Deutschland und Österreich anerkannte Psychotherapiemethode. Sie wurde in den 1920er-Jahren vom Berliner Psychiater Johannes Heinrich Schultz (1884–1970) entwickelt. Grundlegend ist das Konzept der Entspannung von innen – frei von äußeren Einflüssen. Heute wird autogenes Training im Gegensatz zur ursprünglichen Lehre jedoch häufig auch durch äußere Einwirkungen, z. B. durch Musik oder therapeutische Anleitung, unterstützt.

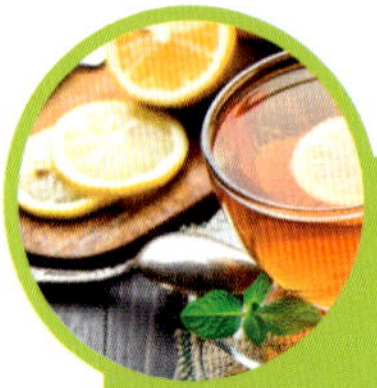

Autogenes Training ausprobieren

Zum Hineinschnuppern in diese Technik reicht erst einmal eine CD, wer sich hiermit näher beschäftigen möchte, sollte einen Kurs (z. B. bei der Volkshochschule) besuchen.

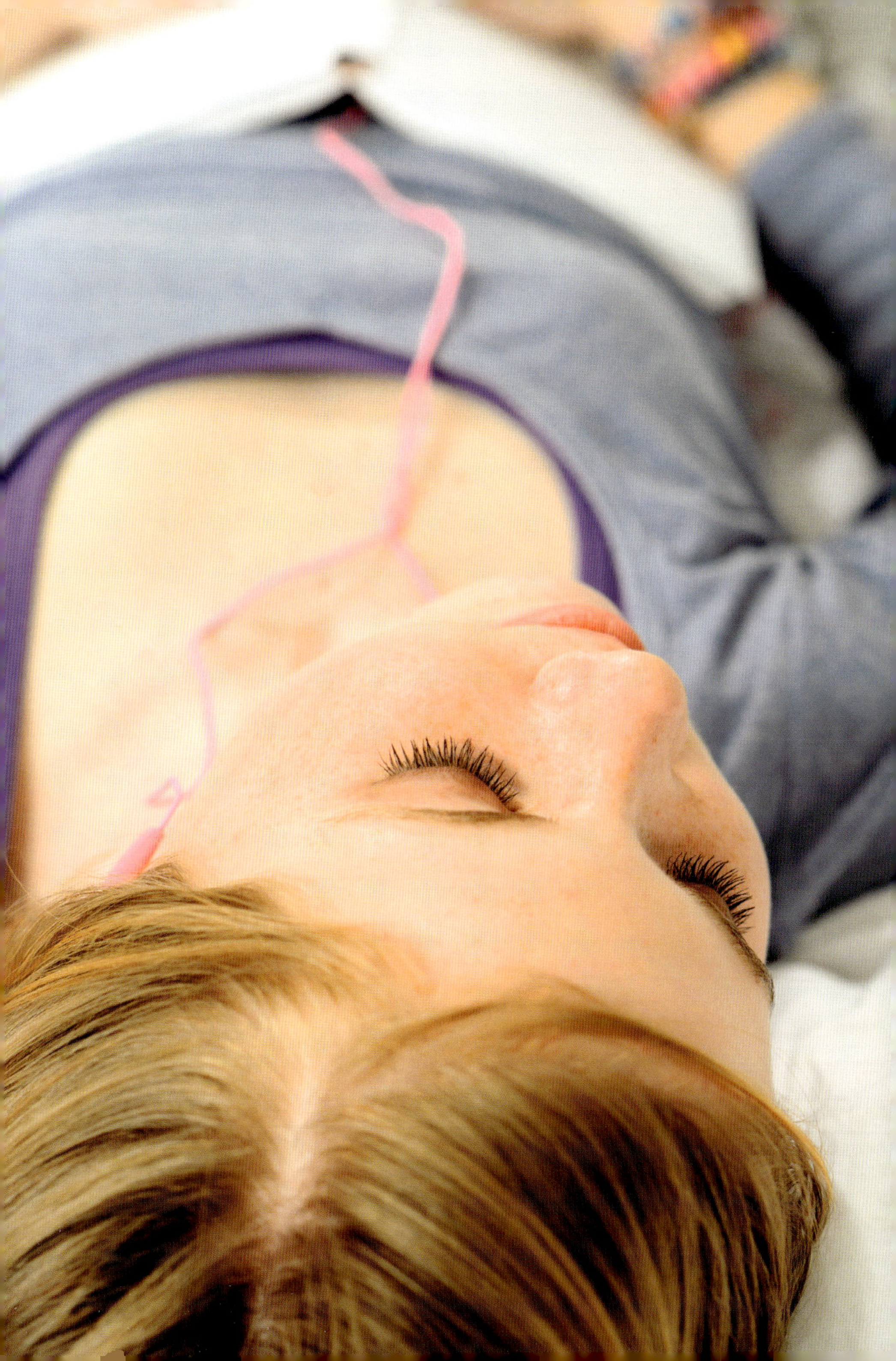

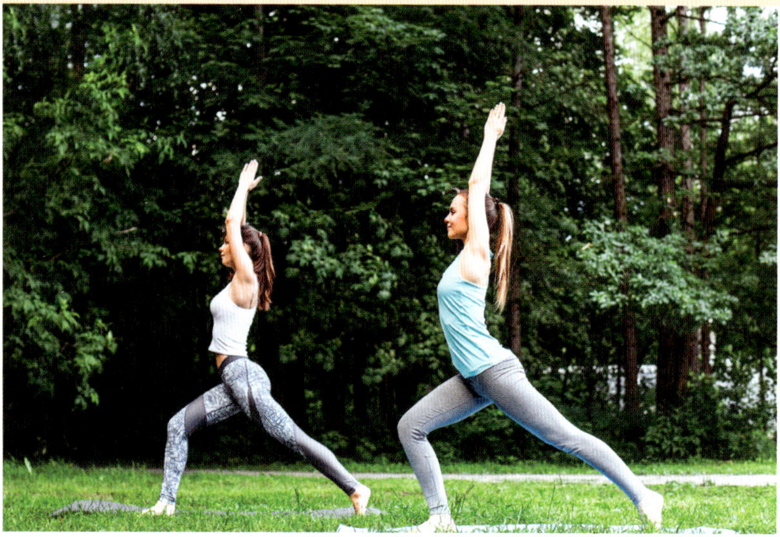

Autogenes Training hilft Ihnen dabei, Ihren Körper während des Fastens besser zu verstehen und mit veränderten Situationen umzugehen. Ein Beispiel hierfür ist folgendes: In der Fastenzeit kann es manchmal zu Schlafstörungen kommen. Mithilfe von autosuggestiven Formeln können Sie das Einschlafen fördern. Bei der Ruheübung beispielsweise legen Sie sich entspannt hin und schließen die Augen. Atmen Sie dreimal tief ein und aus. Wiederholen Sie mit kleinen Pausen, in denen Sie ein- und ausatmen, in Gedanken immer wieder den Satz „Ich bin ganz ruhig." Andere Gedanken, die dabei auftauchen, sollten Sie einfach ignorieren. Dies wiederholen Sie mehrmals. Mit der Zeit werden Sie merken, dass Ihre Augenlider immer schwerer werden.
Der Erfolg derartiger Übungen ist abhängig von der Wiederholung der entsprechenden Techniken. Laut Schultz können autogen Trainierte ihren Schlaf sogar sofort eintreten lassen und auch wieder beenden. Auch andere psychische

Befindlichkeitsstörungen während des Fastens können Sie mithilfe des autogenen Trainings in den Griff bekommen.

Fasten plus … Yoga

Yoga hat seinen Ursprung im indischen Hinduismus und verbindet körperliche Übungen (Asanas) mit Atemübungen (Pranayamas), geistiger Konzentration (Meditation) und mit einem speziellen Ernährungsstil. Von Indien aus haben

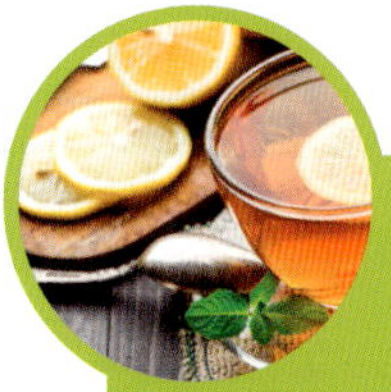

Übung für Kreislauf und Verdauung

Folgende Übung unterstützt bringt während des Fastens Ihren Kreislauf und die Verdauung in Schwung: Setzen Sie sich in den Fersensitz, beugen Sie den Oberkörper langsam nach vorne, strecken Sie die Arme nach vorne aus und legen Sie Handflächen und Stirn auf dem Boden ab („Das eingerollte Blatt"). Drücken Sie die Schultern dabei in Richtung Boden. Halten Sie diese Position zwei Atemzüge lang. Machen Sie einen „Katzenbuckel", schieben Sie das Gesäß nach vorne und führen Sie die Arme zu sich heran, bis Oberschenkel und Arme parallel zueinander stehen. Der Rücken ist dabei gerade und parallel zum Boden, der Blick bleibt nach vorne gerichtet. Wechseln Sie nun in den Vierfüßlerstand und drücken Sie die Fersen auf den Boden. Der Kopf hängt locker herab, der Körper bildet nun ein umgedrehtes „V" („Der Hund"). Halten Sie auch diese Position zwei tiefe Atemzüge lang und kehren Sie zurück zum „Eingerollten Blatt". Wiederholen Sie die Übungsabfolge fünf- bis achtmal.

sich viele verschiedene Yogaformen nach Europa und Nordamerika ausgebreitet und dort weiterentwickelt. Die philosophischen Grundlagen des Yoga aus alten Schriften wie der Bhagavad Gita, den Upanishaden und dem Yogasutra sind dabei inzwischen oft durch westliche New-Age-Ideen verdrängt worden. Die heute grundlegende Yogaform ist das Hatha-Yoga, das auf einen Text aus dem 15. Jahrhundert zurückgeht. In der Hathapradipika gewann Yoga über die spirituelle Bedeutung auf dem Weg zur Erleuchtung hinaus auch einen körperlichen Wert. Die hierbei durchgeführten Körperübungen sollen eine positive Wirkung auf den Körper und das allgemeine Wohlbefinden haben.
Yoga tut während der Fastenzeit Ihrem Körper und Ihrer Seele gleichermaßen gut. Durch die Asanas bleiben Sie körperlich fit und wirken einem Abbau von Muskelmasse entgegen. Außerdem halten Sie dabei Ihren Stoffwechsel in Gang. Besuchen Sie doch einmal, z. B. bei einer Volkshochschule oder in Sportstudio, einen Yoga-Kurs und erlernen Sie die richtige Ausführung der einzelnen Übungen.

Fasten plus … Meditation

Fasten und Meditieren gehört für viele Fastende zusammen. Denn zu einem gesunden Körper gehört auch ein gesunder Geist. Die körperliche Reinigung durch den Nahrungsverzicht wird durch die geistige Reinigung beim Meditieren begleitet und unterstützt. Wie die Kombination von Fasten und Yoga basiert Fasten in Verbindung mit Meditation auf

Ansätzen aus der hinduistischen, aber auch aus der buddhistischen Lehre. Die am weitesten verbreitete Art ist die Zen-Meditation, die auf Lehren einer buddhistischen Meditationsschule des 6. Jahrhunderts zurückgeht.
Beim Meditieren gilt es zunächst, die richtige Sitzposition zu finden. Sitzen Sie dabei immer aufrecht. Kopf und Wirbelsäule sollten eine gerade Linie bilden. Achten Sie jedoch auch darauf, dass die Sitzposition nicht unbequem ist, denn sonst können die körperlichen Beschwerden Sie von der innerlichen Versenkung ablenken. Folgende Sitzpositionen sind beim Meditieren möglich – wählen Sie die für Sie angenehmste:

- Beim **Fersensitz** legen Sie das Gesäß auf den Fersen ab. Ist Ihnen dies zu unbequem, bereitet das Sitzen Schmerzen oder ist der Sitz instabil, können Sie ein Kissen oder eine Meditationsbank zu Hilfe nehmen.

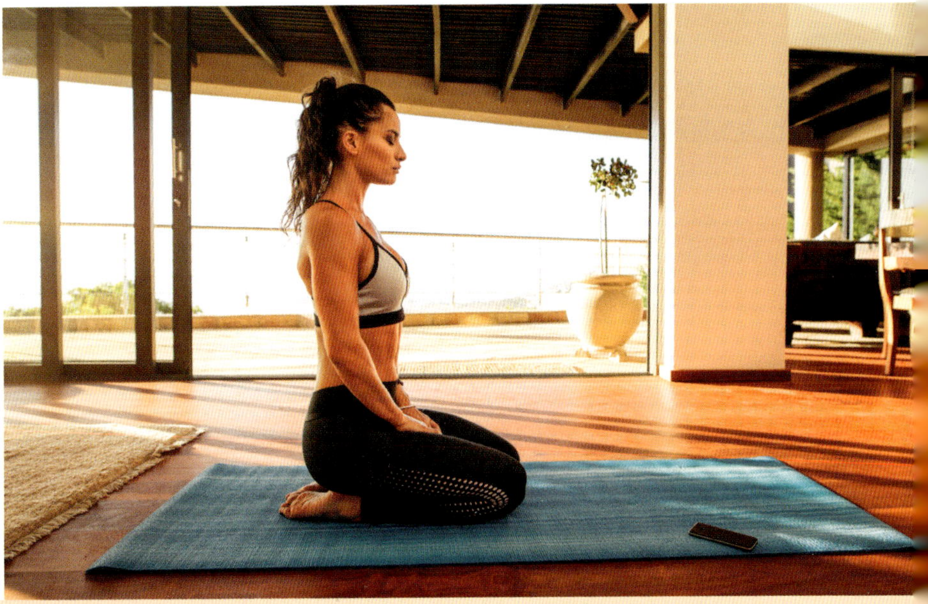

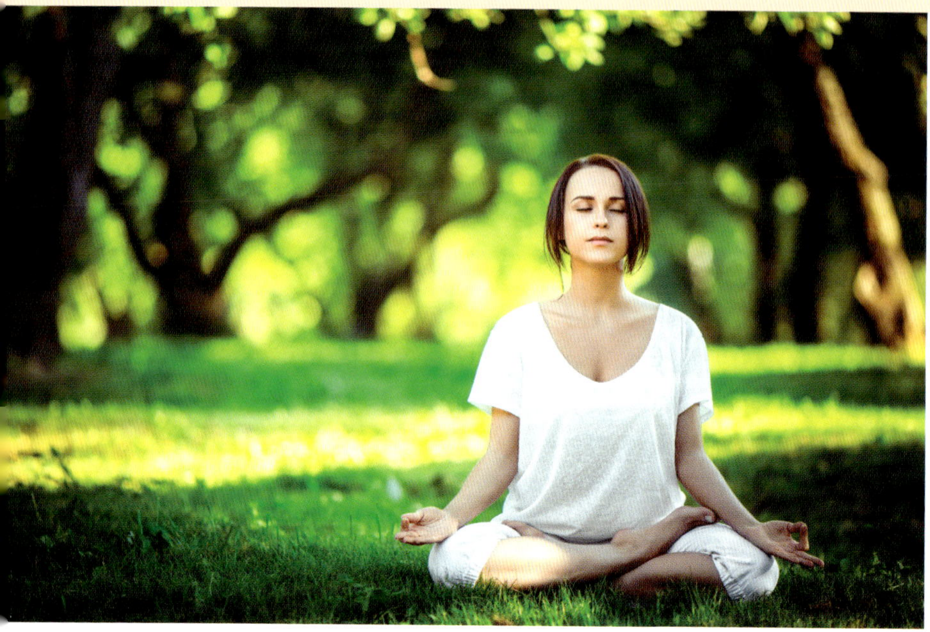

- Wenn Sie unter Gelenkbeschwerden leiden, empfiehlt sich der **Stuhlsitz**. Hierbei sitzen Sie auf der vorderen Stuhlkante, ohne sich anzulehnen, und bleiben mit den Fußsohlen fest auf dem Boden.
- Beim **burmesischen Sitz** sitzen Sie auf einem Meditationskissen. Ziehen Sie die Beine so zu sich heran, dass ein Bein vor dem anderen ist, und lassen Sie die Knie zu Boden sinken. Die Oberschenkel sind nun gespreizt, die Unterschenkel stehen parallel zueinander, die Füße berühren den Ober- bzw. Unterschenkel des jeweils anderen Beins. Die Fußsohlen weisen leicht nach oben. Im Gegensatz zum Schneidersitz liegen die Knie dabei auf dem Boden.
- Der **Lotussitz** ist die wohl bekannteste Sitzposition bei der Meditation. Hierbei nimmt man zunächst auf einem

Meditationskissen Platz. Legen Sie dann den rechten Fuß auf dem linken Oberschenkel ab. Darüber liegt der linke Fuß auf dem rechten Oberschenkel. Die Knie berühren dabei den Boden. Diese Sitzhaltung bedarf allerdings einiger Übung.

- Der **halbe Lotussitz** ist eine Alternative für weniger Geübte bzw. weniger Gelenkige. Hierbei sitzt man ebenfalls auf einem Meditationskissen und legt nur den rechten Fuß auf dem linken Oberschenkel ab. Der linke Fuß hingegen liegt bei angewinkeltem Knie auf dem Boden. Auch hier berühren beide Knie den Boden.

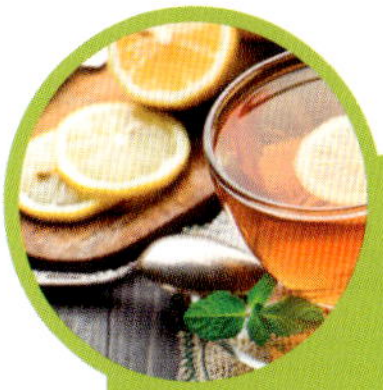

Meditationsübung

Nehmen Sie eine Sitzposition Ihrer Wahl ein und falten Sie Ihre Hände zur kosmischen Mudra. Dafür legen Sie Ihre dominante Hand mit der Handfläche nach oben in den Schoß und legen die andere Hand – ebenfalls mit der Handfläche nach oben – darauf. Schließen Sie die Augen, befreien Sie Ihren Geist von Gedanken und konzentrieren Sie sich auf Ihre Atmung. Zählen Sie jedes Ein- und Ausatmen, bis Sie bei zehn angelangt sind. Danach fangen Sie wieder bei eins an zu zählen. Ablenkende Gedanken lassen Sie an sich vorüberziehen und fangen dann wieder bei eins an. Führen Sie diese Meditation ca. 15 Minuten durch. Öffnen Sie Ihre Augen und wärmen Sie Arme und Beine, damit sich Ihr Blutdruck normalisieren kann. Die erste Woche meditieren Sie auf diese Weise täglich 15 Minuten, pro Woche erhöhen Sie die Dauer um jeweils 5 Minuten, sodass Sie allmählich 45 Minuten bis eine Stunde erreichen.

Mit Beginn der Meditation schließen Sie Ihre Augen und richten Ihren Blick vollständig nach innen. Befreien Sie sich von äußeren Einflüssen und konzentrieren Sie sich ganz auf Ihre Atmung. Nehmen Sie sich und Ihren Körper intensiv wahr. Ziel der Meditation ist die Einheit von Körper und Seele. Gerade während des Fastens ist dies eine förderliche Erfahrung für Ihre Körperwahrnehmung und Ihr geistiges Wohlbefinden. Anfänger sollten nicht länger als 25 Minuten meditieren. Hier gilt: Lieber öfter als länger. Die Meditationsdauer können Sie dann allmählich steigern.

Fasten – ein Tor zur Achtsamkeit

Eine Fastenkur ist immer ein einschneidendes Erlebnis, gleichgültig, ob sie wenige Tage oder gar Wochen dauert. Die reduzierte, bewusste Nahrungsaufnahme, die Konzentration auf sich selbst, die innere Reinigung – all das hinterlässt Spuren. Es hat seinen Grund, warum in vielen Kulturen und Religionen der Weg zum inneren Frieden oder gar zur Erleuchtung über Askese führt. Während der Fastenzeit und auch noch Tage danach sind die Sinne geschärft, man entwickelt ein anderes Körpergefühl, muss lernen, auf die Signale des Körpers zu hören, ihm häufiger und länger Ruhepausen zu gönnen und sich nicht zu überfordern. Kein Wunder, dass mit dem Fasten oft auch das Konzept der Achtsamkeit einhergeht, also der Versuch, im Alltag eine Haltung einzunehmen, die es erlaubt, den gegenwärtigen Augenblick wahrzunehmen, ohne ihn zu beurteilen. Die formale Achtsamkeitsmediation, die in der jahrtausendealten buddhistischen Tradition wurzelt, lernt man am besten unter fachkundiger Anleitung. Letztlich geht es dabei darum, Achtsamkeit auf alle Bereiche des Alltags auszuweiten. Dies beginnt beim bewussten Aufwachen am Morgen und setzt sich über den Tag verteilt fort im mehrfachen In-sich-Hineinspüren und Innehalten. Und sie kommt auch dann zum Tragen, wenn es um die achtsame Nahrungszubereitung und -aufnahme geht. Wenn Sie eine Fastenzeit erlebt haben, sind das alles Dinge, die Ihnen schon vertraut sind. Mit dem Fasten haben Sie also bereits einen ersten Schritt zur achtsamen Lebensführung getan. Und es wäre schade, diesen Weg danach nicht weiter zu beschreiten. Denn Achtsamkeit ist nicht zuletzt auch eine Form der Stressbewältigung im Alltag und wirkt sich damit, genau wie Ihre Fastentage, positiv auf ihre körperliche und seelische Gesundheit aus.

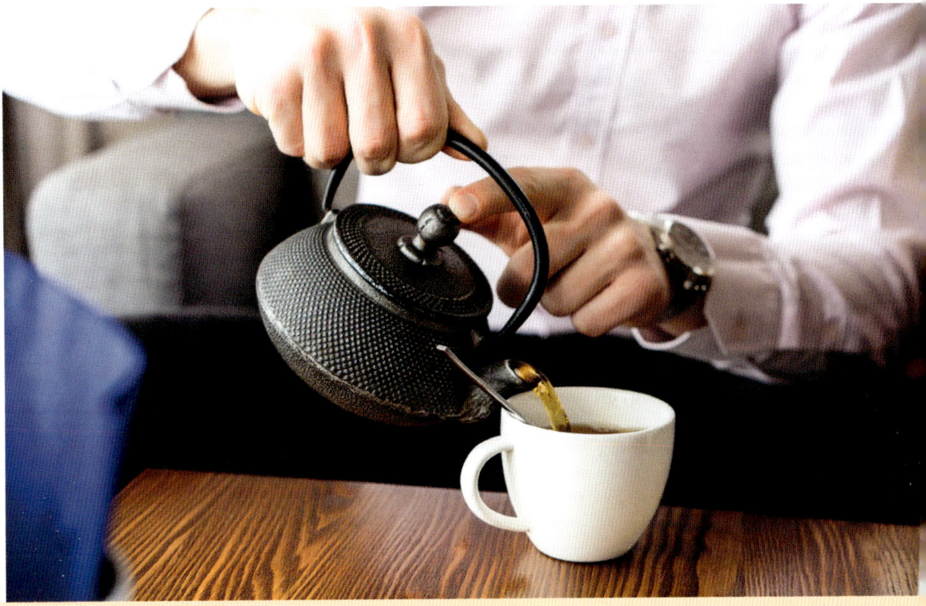

Fasten plus … plus

Entspannung, Bewegung und geistige Übungen sind jedem Fastenden anzuraten. Sie unterstützen das Fasten und beugen körperlichen oder seelischen Krisen vor. Welches Fasten-Plus für Sie persönlich das richtige ist, müssen Sie dabei selbst herausfinden. Viele erfahrene Fastende schwören nicht auf eine einzige Methode, sondern auf eine Kombination verschiedener unterstützender Maßnahmen. Sehr beliebt ist beispielsweise Fasten plus Yoga, Wandern und Meditation. Diese Kombination wird so auch häufig auf speziellen Fastenurlauben angeboten. Wenn Sie feststellen, dass Ihnen die ausgewählte Fasten-plus-Methode nicht mehr gefällt, Sie diese nur widerwillig durchführen oder sie Ihnen sogar nicht guttut, sollten Sie sie einfach aufgeben und sich eine andere Methode aussuchen. Ihr Wohlbefinden steht während der Fastenzeit im Vordergrund und anders als beim Fasten selbst ist ein abrupter Abbruch einer unterstützenden Maßnahme jederzeit möglich.

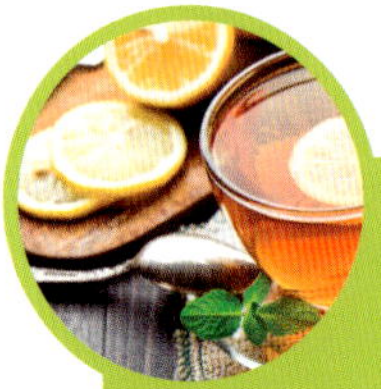

Individuell wählen

Die das Fasten unterstützenden Maßnahmen können ganz individuell sein. Der eine besucht Kurse in verschiedenen Entspannungstechniken wie Yoga oder autogenes Training, der andere kommt am besten beim Lesen oder Musikhören zur Ruhe. Manchen hilft es hingegen, während der Fastenzeit auf Medien wie Fernsehen, Zeitung oder Radio gänzlich zu verzichten.